JN195215

荒野の精神医学

福島原発事故と日本的ナルシシズム

堀　有伸
著
HORI ARINOBU

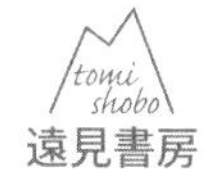

遠見書房

まえがき

この本に書かれているのは間違いなく精神医学における実践の記録なのであるが、その舞台は何重もの意味で疎外された「荒野」となっている。

この本に収録された原稿の出自は、きちんとした学会誌に掲載された論文でも、学会で発表されたものでもない。「第1部埼玉・川越」の原稿は、企画され出版直前まで進みながら結局は日の目をみることがなかった、日本の精神科病院のあり方への痛烈なアンチテーゼを含んだ、グループ・アナリシスについての本のために準備されたものだった。「第2部福島・南相馬」と「第3部日本」は、私がインターネット上に発表したブログ記事を集めたものである。第3部の後に『現代思想』という雑誌に収録された「私の体験としての東京電力福島第一原子力発電所事故」という小論を紹介した。しかしいずれも、正当な精神医学から承認を受けたものではない。

この本の執筆に当たって、一貫して用いられた手法は、グループ・アナリシスである。これは、集団についての精神分析的な介入を行う手法であり、その内容についてはそれぞれの実践の個別性が高いために、統計学的な検証を行いえないものである。グループ・アナリシスでは、個人のこころの有り様も、所属する集団のこころの有り様と不即不離の密接な関係にあると考える。集団がもつ「無意識」に、その集団に属する個人のこころも大きく影響されている。これは、実証主義の考えが浸透した現在の精神医学においては、扱う対象とされにくい。

さらに、この書に収められた実践がなされた場所は、「荒野」のように都市から疎外された場所だった。第1部の舞台が、古くからある精神科病院の、閉鎖病棟の、保護室である。第2部の舞台が、地震・津波・原発事故の影響に苦しむ被災地であった。そして、その「荒野：疎外された場所」から見える、それらの場所を含む日本全体が、主題として浮かび上がってくる。

私は精神科の閉鎖病棟の集団に無意識のコンプレックスを見出した。それは「個人」というものが析出されることを拒否し、明確な意思決定を行わず、常に集団の無名性のなかに留まろうとする傾向だった。「人権」の概念は、明確には述べられないものの嫌悪され、美化された全体とのあいまいな一体化に留まることが志向された。集団に何らかのフラストレーションが生じた場合には、理性的な問題解決よりもスケープゴートをつくった上での感情的な発散が優先された。これを扱ったのが「第1部埼玉・川越」である。

やがて、私はこれが日本社会全体に共通する傾向ではないかと考えるようになった。私はこの傾向に「日本的ナルシシズム」という名をつけた。そして東日本大震災が起きた時に、特に原子力発電所事故と関連した場面で、普段は無意識的な状態に留まっているその防衛的な構造が、露出していることに気がついた。

２０１２年から私は原発事故被災地に移住し、そこからグループ・アナリシスの手法を意識して、インターネットを通じて無意識的で防衛的な構造である「日本的ナルシシズム」を解釈するブログの発表を続けた。それらのブログから、主に年代順に選んで掲載したのが「第2部福島・南相馬」と「第3部日本」である。

したがって、この本は、何か完了した内容の記録なのではない。グループ・アナリシスという精神分析的な実践における解釈と、ほとんどが日本人であろう読者がその解釈を読むという実践における行為の一部なのである。

私の意図は、多くの日本人が無意識的にとらわれている「日本的ナルシシズム」の影響から、それが適切に解釈されることを通じて解放され、この変化と混乱の時代に社会全体として意識的で合理的な問題解決を積み重ねられるようになることである。

ここまで書けば、私が原発事故被災地に移住した理由も理解していただけると思う。精神分析的な解釈は、転移のなかで発せられなければ効果を発揮しない。東京の大学病院のなかからでは、その解釈は行えなかったのだ。原発事故にまつわるさまざまな力動が、転移されてくる場所に生きて語ることが必須だった。

もう一つ、精神分析からの疎外についても語っておきたい。このような精神分析を強く意識した実践を、正式なトレーニングコースに入っていない私が行っている事態も、規格外のことである。しかし、正当な精神分析家やその訓練生には、このように治療契約の外で、震災後に日本人全体の無意識に触れようとするような逸脱は、許されないだろうという判断が私にはあった。「荒野」に追放されている者が行うのだから、かろうじて許容される実践なのだ。

日本文化には「荒野」を主題にしたものが少ない。それと比べて、ユダヤ教・キリスト教・イスラム教などの一神教の文化では、それらの宗教が誕生した土地との関連から、「荒野」「砂漠」を意識したものが多い（たとえば、旧約聖書イザヤ書43章の19節は、「見よ。わたしは新しい事をする。今、もうそれが起ころうとしている。あなたがたは、それを知らないのか。確かに、わたしは荒野に道を、荒地に川を設ける」となっているような具合である）。

それならば、日本文化の無意識を解釈する場所として選ぶのに、「荒野」はふさわしい場所だろう。

荒野の精神医学◆目次

第3部　日本

目　次

第1部
埼玉・川越

重症患者を病棟コミュニティで抱えること

2008年3月

特観（保護室）のある病棟の病棟医として働くこと

日本は精神障害者の処遇について、近年それは大幅に改められたものの、いわゆる「隔離収容政策」を実施してきた。1955年から1970年にかけて日本国内の精神科病床は、4万4千床から25万床まで増加した。1964年には、統合失調症の当時19歳の少年が、アメリカ駐日大使であるライシャワーを妄想に支配されて刺傷する事件が発生し、保安上の観点から精神科の患者を管理しなければならないという世論の高まりもあった。しかし、新しく増設された精神科病院のほとんどが民間によるものであり、入院患者への積極的な治療を目指すよりも、低コストで管理することに精神科病院関係者の関心が向かう傾向があった。この政策においては、患者の人権を保護する観点は軽視され、社会の安全と秩序の維持、さらには経済発展を支えるために社会を効率化するための道具として、精神科の入院医療を利用する意図が明確であったと指摘することができる。

私はX年から約5年間、埼玉県川越市にあるA病院で閉鎖病棟を中心に仕事をした。この病棟には保護室が6室あり、通称「特観」と呼ばれていた。不穏となった患者を隔離するための部屋で、病院内ではここがもっとも物理的に頑丈にできていた。他の病棟にも施錠ができる個室があったが、物理的な構造が弱く強い興奮を呈する患者を隔離するとドアなどが壊れる可能性があった。そのため閉鎖病棟の特観は病院全体で不穏の強い患者を保護する役割を負っていた。

近年はA病院も患者の入退院が激しくなったが、以前は長期入院の方が多数いてそれぞれの病棟の文化をつくっていた。たとえば社会復帰病棟は全開放の男女混合病棟で、入院しながらも外部に就職していた患者もいて、日常のふるまいも整い病棟の規則や行事・習慣を深く理解してそれを積極的に支えていた方もいた。

それに比べると閉鎖病棟には病態が重く、奇異な行動が頻発したり、表面的には落ち着いていても突発的な事件を起こしたりする方が入院していた。それに対応するために病棟内は一日に吸うタバコの本数が決まっていたなど、しっかりとした規則のもとで患者たちは管理されていた。多くの患者は何年も生活するうちにそれに慣れていた。そのなかで何人か特定の患者がトラブルを頻出させており、それに対する治療的な介入は困難になっていた。窃盗がもっとも頻繁にみられたが、他にも尿・便失禁、頻回の転倒、非常ベルを鳴らしてしまうこと、電話を利用した高額の買い物、ガラスを割るなどの器物破損、暴力、自傷行為、無断離院、さらには病棟内での放火にいたることもあった。病棟全体として数名の処遇困難患者を抱えていることは重荷となっていた。すでにさまざまな薬物療法が試みられたが無効であり、対人的にも拒絶的だったり一方的だったりして、精神療法的関与にも乗りにくい状況だった。

数名の処遇困難患者と病棟との関係はきわめて悪く、陰性の感情を向け合いながら逃げ道のない状況で何年も生活をともにしていた。私は、病棟の底辺で生きることを余儀なくされた患者たちの、病棟や病院への怒りを感じていた。受け止められない怒りや不満の感情は、職員や他の患者への敵意を含んだ行為としても表現されていた。問題患者の「不穏」や「迷惑行為」は病棟内の秩序を脅かすものととらえられ、叱責・指導・薬物増量などで対処された。そのなかで最も断固とした措置が、特観への隔離だった。以前は病院内のどの病棟でも、強い興奮を呈する患者がいると、長く入院していた患者たちから「特観だ特観だ」という声が上がっていた。病院内の秩序を維持する道具としての「特観」は、病院の古いメンバーたちのあいだでは不文律として共有されていた。

このような状況が成立してしまった背景に目を向けたい。精神科病院は外部との交流の少ない閉鎖的な小社会として何十年と続いていた。そして、精神科の患者が犯罪的な行為を行ったとしてもそれに対応する法制度が不備であることは周知の通りである。病棟内での事件に対して司法や警察が介入することはまずありえない。そのなかで、精神科病院のスタッフは「治療」の他に、病棟という生活をともにする集団の運営や秩序の維持という役目も果たさざるをえなかった。そして病棟内で起きた対応が非常に難しい問題に対しては、隔離という手段が用いられていた。私はそのような患者への介入は、患者にとって病院からの恣意的な攻撃と体験されやすいのではないかとの危惧を感じた。

特観に隔離することの集団力動的な意味

病棟内で目立っていた数名の処遇困難患者は、強い自我障害や低い知的能力などのために病棟全体の不安に敏感に反応しやすく、その現れが病的だった。それがまた周囲の反感を呼び悪循環を生じていた。そういう時に隔離を行って「刺激遮断を行う」ことが治療的なのである、という説明がよく語られていた。病棟内にグループ・アナリシスの文化が少しずつ広まってくると、これに対して別の理解が示されるようになった。病棟の不安に反応している患者を特観に隔離することには、全体から葛藤を分割排除して一人の患者に背負わせる意味もある。その場合には病棟全体の残りの問題は隠蔽され先送りされる。スケープゴートをつくってその場を取り繕うことが当然とされていた。それに対して私は「具合の悪い患者を安易に隔離しないで、病棟内の集団精神療法のセッションなどを用いてなるべく病棟の環境のなかに抱える」という方針を主張した。最終的に隔離が必要な場合でも、隔離されるメンバーだけでなくその他の問題も把握した上で、介入を行うことをこころがけるようになった。

ここでは隔離されている患者に対する見方が大きく転換している。今までは「迷惑を周りにかけるばかり」と思われていた患者に対して、今度は全体がそのスケープゴートに依存している面があることが意識されるようになった。しかし、この転換に対しては強い抵抗があった。入院生活が長くなるなかで、病棟のメンバーはそれなりに誇りをもって暮らしていた。積極的に病棟行事に参加し厳しい管理に耐える努力をしていた。そのなかで、自分たちのなかの弱い悪い部分を分割排除し、数名の「悪者扱いが当然となっている患者」のなかに投影することで、自らは「Ａ病院の良いメンバー」というアイデンティティを守ることが可能となり、毎日の生活を耐え忍ぶことができていた面があっただろう。数名の処遇困難患者は「軽蔑され」「見下される」存在だった。実際、処遇困難患者の一人はよく窃盗を行ったが、他にも盗みたかりを行う患者は複数名いたのにもかかわらず、病棟内で盗難が発生すると決まってその人の名が叫ばれていた。

Ｂさんと病棟グループ

Ｂさんは統合失調症の男性で、Ｘ－10年から入院を継続していた。二十代半ばで結婚したが、その後数年で抑うつ的となり、それから躁的興奮を示して入院となった。唯一の親族である姉は改善しない本人の状況に苛立ち、病院に批判的だった。本人が興奮した時に通信販売などで多額のお金を使うことも本人・

病院と姉との関係を悪くしていた。なお、プライバシー保護のために患者情報は改変されている。

　私がX年に主治医としてBさんを引き継いだ時には、興奮が激しくほぼ毎日特観を使用していた。時には大部屋に出ている時もあったが、そういう時にはむしろ静かで良心的な、どちらかというと過剰適応のふるまいだった。そのような状態がしばらく続いて安心していると、数日間で急速に激しい興奮を呈して隔離となることをくり返していた。本人は具合が悪い時にかかわる人を挑発して怒りや不満をぶつけてしまうので、当然他者からも敵意のある反応が引き出され、それに反応して本人の状態も悪化する悪循環が加速度的に進行してしまった。他にも金銭や物への執着が強いことも治療を難しくしていた。

　私がBさんを引き継いだ時には、前主治医からもその時の病棟師長からも、「Bさんは少しでも薬が減ると病状が悪くなるから減薬してはならない」と申し送られていた。当時はまさに多剤大量と呼ぶにふさわしい内容の向精神薬が処方されていた。Bさんは一日中薬物に誘発された軽度の意識障害を起こしており、そのために情動が不安定になっている面もあると私は判断し、薬物の減量を試みた。その結果は確かに減量によって意識障害は改善したものの、やはり情動は不安定なままだった。このあたりからBさんの治療方針をめぐって私と当時の病棟看護スタッフとの対立が生じ始めた。Bさんの状態が悪化した時、病棟のカンファレンスでは時の看護師長が「先生が薬を減らしたから悪くなった」と意見をまとめ、私は他の要因を語るという平行線がくり返されるようになった。

　Bさんの不調時に隔離の判断を求められたのにもかかわらず、それに応じなかったことで看護チームと私との関係は悪化し、Bさんの治療に看護チームの協力が得にくくなった。私が司会を勤めていた毎週木曜日の病棟の集団精神療法のセッションでは、数カ月のあいだ怒りをただひたすらにぶちまけるBさんの罵倒を耐え続け、ある時はBさんが手にもっていた物品を私に投げつけるのをよけながら司会を行っていた。セッションが終わってからBさんが私の襟首をつかんで恫喝し離してくれないことも何度もあった。病棟の廊下を歩いていて背後からいきなり蹴り飛ばされたことも数回あった。私も途中からそれへの反撃のように厳しい直面化（心理的な解釈）の言葉を投げつけてしまうことがあった。

私にとってショックだったのは、特観に隔離されることで傷つけられていたBさんが、集団精神療法のセッションで沈黙が続くと同じ病棟にいる特観常連の患者Cさんの窃盗などの罪をあげつらい、Cさんを特観に入れろと主張し、それを行わない病棟医でありセッションの司会である私を激しく突き上げたことだった。精神科病院のなかに入院させられること自体がある意味で通常の社会からの隔離である。閉鎖病棟のなかにいるのはそこからのさらなる隔離である。そして特観に入るのはそこからの隔離である。そうして隔離されている患者同士が互いに隔離を行うようにスタッフに求める何重にもなった隔離の業の深さに私は深い哀しみを感じた。この隔離の連鎖を断ち切り、特に病棟内の集団精神療法のセッションでBさんを受け止める経験を通じてなんとか大部屋で過ごせるようになれないものかと思った。

次第にBさん自身の問題も見えてきた。Bさんはこころのなかに自分固有の場所をもてず、近い他者にすぐに同一化していた。私が担当になった直後の頃は、Bさんはよく当時の看護師長のまねをしていた。病棟には不安を感じると攻撃の対象を求め、スケープゴートをつくってそれを皆で非難して緊張や葛藤を解消し、それを通じて全体の凝集性を高める不適切な対処行動が見られていた。これはいじめの問題と関係があるのかもしれない。Bさんはそれに全く同一化していた。痛ましいことに私の出会った頃のBさんは他に攻撃する対象がいないと自らが興奮を高めて滅裂となり、スケープゴートの位置に収まって隔離される状況を求めてつくってしまっていた。

そんなBさんもX＋3年5月から隔離されることもなくなり、落ち着いた雰囲気で過ごせることも増えていった。X＋4年12月上旬のAさんに対する処方は、それでも多かったものの相当に減っていた。

しかしX＋4年の末頃になると、病棟のグループで以前のような怒り方を示すようになり「私はA病院に15年もいるんだ！　だからお前のようなペーペーよりは上なんだ！」と叫ぶようになった。それまでにはなかった他患者への直接的な暴力もふるうようになった。これはX＋5年春の私の退職予定に対するBさんの反応であろうと考えられた。私は大部屋で抑制することを選んだ。これは、物理的に病棟全体から切り離された空間である特観に、Bさんを排除しないという意図を貫徹するための処置だった。その後Bさんは私との別離という現実を断固として受け入れない決意を示すかのように大声で話し続け、「うるささ」でこころを防衛するような状態となった。身体抑制は長期化し2カ月半に及んだ。やがて泣きそうな声で私に「辞めないで」と訴える時期を越え、隔離も抑制も行わずに大部屋で過ごせるようになった。なおこの危機を乗り越えるきっかけとなったのは、長期の身体的抑制のために発生した身体合併症に対処するための、厳重な医学的管理を行った上での向精神薬の増量だった。その後にBさんの興奮は改善した。

私は、精神医療における薬物療法をはじめとした医学的管理の重要性を軽んじてはならないと考えている。ただし狭義の医学的発想と、グループ・アナリシスの発想は根本的なところでその哲学を異にしている。前者では患者の身体の物質性が重視され、それを専門知識を有する医師・看護師が厳密に管理するという発想である。そこでの失敗は患者の生命予後に危険を与える可能性もあるため許容される範囲はきわめて狭い。一方後者では、患者・医療者双方の個人としての主体性と自由が尊重され、失敗もまた生の大事な局面としての意義が尊重される。この二つの思考枠のなかでは、それぞれ「正しい」という言葉の意味が変わっている。日々の臨床実践のなかでこの両者をいかに統合していくか、私は大いに悩み考えた。

また、この点は通常の医学教育を受けてきたスタッフにとっては、グループ・アナリシスの発想に出会った時にかなりの方が体験する混乱であろう。

X＋5年の3月末には、主治医を辞める直前の私に背筋を伸ばして「先生、いろいろご迷惑をお掛けしました。ありがとうございました」と挨拶をしてくれた。私はとても嬉しく感じた。私はグループ・アナリシスの発想を中心とした病棟運営が適切に行われるならば、患者が強い刺激や葛藤を経験することで一時的な症状悪化とそれに続く向精神薬の増量が必要になったとしても、長期的には管理的な病棟運営が行われた場合に比べて向精神薬の減量も可能になると考えている。

「特観依存」の問題をチームにコンフロンテーションすること

病棟で抱えきれない問題患者が出現した時に、その「不穏患者」の問題点だけではなく、抱えられない容器である病棟の問題点を病棟医である私が指摘するということを続けた。そのことに成果はあり、病棟内の既存の力関係はずいぶんと解消され、管理的な部分が緩和された。集団精神療法のセッションで起きる出来事は多様になった。病棟の「枠に収まらない人を抱える力」はずいぶんと強くなった。

しかし、そのことの良い点だけを語るのは不誠実だろう。病棟医と看護チームの関係が悪化することは、スタッフの士気をそぎやすく、事故のリスクを増大させる可能性がある。大変な難問ではあるが、「本当に難しい患者を隔離する」という逃げ道がふさがれていることは、マンパワーの充足していない精神科病院のスタッフへの負担が大きくなり過ぎてしまう危険性がある。不穏患者への隔離処遇が適切に運用されるか否かという問題は、人権尊重などの倫理的な問題であると同時に、適切な素養と意欲をもったスタッフを十分な人数配置できるかという経済性のかかわる病院管理の問題でもある。

実際に当院で起きた現象をもう一つ報告しておく。私は病院内の他病棟のスタッフが安易に「不穏患者を特観に隔離する」ことにも抵抗した。その結果起きたのは、各病棟の大部屋で身体抑制される患者が増えたことだった。Bさんも私の主治医としてのかかわりの最後に大部屋での身体抑制となっていた。私はこのことには望ましくはないものの、各病棟のスタッフが安易に病棟内の葛藤を意識から分割排除せずに、自分たちの内側に抱えるようになったという肯定的な意味もあったと考えている。

補　遺

①人間の集団における政治 - 倫理の次元

人間の集団にとって政治という契機は不可欠のものだが、「政治」について語ることへの拒否感は強い。しかし政治についての語りが避けられ貧困なままに留まることは、私たちが集団をつくらねば生きていかれない存在である以上、将来にわたってなんらかの代償を求められることなのかもしれない。どのような人間の集団でもその運営に責任感をもってコミットしている立場の人間が必要であるし、その政治的機能が損なわれるならば、その集団の凝集性は低下して大きな混乱がもたらされてしまう。

「特観」は低コストでの患者管理のために、隔離収容を全体方針とした日本の精神科医療の政策のもとで、ある特定の病院・病棟を安定して運営していくための要石であった。しかしそのような目的で隔離を行うことが個人の人権の問題と抵触することは明らかである。それにもかかわらず日本の精神科医療においては、そのことに対してなんらかの意思決定を行うどころか、現状に対する評価がオープンになされることも達成されていない。

私は、病院・病棟においてグループ治療を盛んにして自由で活発な雰囲気をもたらすためには、すでに病棟に所与の事実としてあったヒエラルキー構造になんらかの形で取り組む必要があると考えた。これを支える精神構造はそこに長く暮らす者には職員・患者を問わず生活に根付いた思考方法として深く染み込んでいた。メンバーたちは全体の雰囲気に著しく攪乱を起こすような刺激に対して一致して排除するような働きかけを行っていたし、自分がそのような刺激を発するものとならないように細心の注意を払っていた。

なお、この原稿を最初に発表した日本集団精神療法学会第25回大会のワークショップでは、この点について今村仁司『排除の構造』から「第三項排除効果（スケープゴート効果）」の概念を引用しつつ次のような解説を行った。

・集団がまとまって凝集性を維持するためには単一の要素（個人）を共通に排除する必要がある。たとえば、王のような存在。
・（資本主義の社会では、金銭が排除される第三項である）
・完全な無秩序状態（カオス状態）はどのような人間にとっても生存の困難な状況である。
・既存の枠組み（法や制度、習慣など）が混乱している時に第三項排除効果は、特定の個人を悪と名指して攻撃するという退行した形式（スケープゴート効果）で表現されやすい。
・集団は内部の緊張・葛藤が過度に高まらないようにそれを放出しなければ凝集性が維持できない。

オリジナルの今村の文献を踏まえて、集団の葛藤をある特定の弱者に発散することを通じて集団の気分的なものを維持する集団運営の仕方を、退行したものであると規定するのが今回の私の主張である。このような状況で何年も排除されてきた患者に対して、全体は何らかの責任を負うものではないかとの問題提起を行った。

しかし退行したものであっても集団の凝集性が維持されている状況には、その慣習の運用が妨げられ秩序が甚だしく混乱している状況よりも勝っている部分も多い。私はこの仕事にかかわっているあいだ、病棟の集団がスケープゴートに頼らずに、その集団が抱える課題に対処しそれを解決する機能を再建しなければならないという問題意識も強く感じていた。私たちの仕事の大きな参照枠の一つはグループ・アナリシスの概念だが、その理念には成熟した民主主義も含まれている。医療スタッフの側で設定する枠組みによってメンバーの退行を防ぐのではなく、メンバーが直接現実という限界に触れることで退行を防ごうという理想を追求したこともあった。一人一人のメンバーが全体の問題に責任をもってかかわり発言し行動する雰囲気を求めていた。

②重荷を背負うことと荷を降ろすことをめぐる葛藤

病院にグループ・アナリシスの文化をもち込む時に、既存のヒエラルキー構造内では許されていない発言が許容される・そのなかでは担わなければならない義務から開放される、というメッセージが発せられた。たとえば、今までは「ここまでやってしまったら特観に入れられていた」のが、そうはならなくなった。メンバーたちに、それまで許されていなかった羽を伸ばして「甘えられる」機会が与えられた。私は治療論としては、このように緩んで退行した雰囲気のなかでの出来事を通じて、しっかりとした構造内では手を出すことができなかった領域にまで介入が可能となることが多かったことの意義を強調したい。

集団の枠が緩み、ある意味で自由連想的な言動が発生しやすい状況は、グループセッションのような治療的介入をより有効なものとする。しかし、あらゆる集団には作業集団 work group としての側面があり、集団全体が維持され継続していくために、どうしても集団全体としてなされなければならない仕事が発生する。旧来の枠の解体が進んで「甘える」ことが是とされる風潮が広まると、メンバーは義務感に訴えられて重荷を押しつけられることに対して拒否の意思を示すようになる。ここで拒否できるようになることが、罪悪感を通じての支配に屈しやすい、自我の萎縮したメンバーにとっては治療的には大きな進展となる。しかし同時にこれは集団全体の運営にとっては危機的な事態でもある。この矛盾は集団が真に成熟していくなかで長期的に乗り越えられていくものなのだろう。この過程で集団全体が混乱し、なされるべき仕事や意思決定がなかなか達成されず、結局は旧来から力をもっていたメンバーが負担を多く担って状況を取り繕う状況も発生した（この状況では、そのメンバーは結局甘えられておらず、以前より苦しい状況になっていた）。特に困難が多かったのは全体の意思決定だった。グループの文化を強めるために「権威者による決定」を避け、全体の話し合いによる決定を目指した。民主主義的に運営される集団では各メンバーが全体の意思決定に責任を負うことを求められるが、「大きなことには身の程をわきまえて口出しをしない」ように躾けられているメンバーにはそれは難しいことだった。

第２部
福島・南相馬

南相馬市の優しい人々のこと

２０１2年8月

私は、今年の4月から志願して福島県南相馬市にある精神科単科の雲雀ヶ丘病院の常勤医になった。震災前のこちらの病院では4病棟が稼働し、定床は２５０人強だった。現在は60床の閉鎖病棟が1つのみ再開されていて、ここが福島県の相双地区で唯一の入院できる精神科病棟となっている。常勤医は３人のみで、各方面からさまざまなご支援をいただいたが、厳しい勤務体制が続いている。

こちらでの生活がもうすぐ4カ月となる。皆様は原発事故による放射能の影響を最初に連想するかもしれない。もちろんそのことの不安がない訳ではないが、差し迫って感じるのは交通の不便さと住宅事情の悪さだ。唯一の鉄道であった常磐線や、南へ向かう道路は原発事故のために断ち切られている。福島市に向かうには自動車を利用しなければならない。カーブの多い山道を越えて1時間半から2時間かかる。公共交通機関は、二つの会社が運行するそれぞれ一日４本のバスだけだ。余暇などを楽しむ場合には、仙台を目指す方もたくさんいる。

住宅難も深刻だ。私も勤務して最初の20日ほどは住まいが見つからず、ビジネスホテル住まいで、そこも毎日ホテル内で部屋を移動する状況だった。病院の昔からの職員のなかにも仮設住宅や借り上げ住宅に暮らしている人が少なくなかったので、不満がいえるような状況ではなかった。

慣れない土地の単身生活で心細かったのだが、身に沁みたのはこちらの人々の気持ちの温かさだ。南相馬市の人々は本当に優しく、世話好きの方が多かった。みんな気さくにいろいろと話しかけてくれた。しかし、そんな所で耳にする震災に関連した物語にも、驚くような話が少なくなかった。たとえば、病棟でみんなが「あ～釣りに行きたい」と話している。そのなかの誰かが、「あの家は津波で釣りの道具ごと流されたから諦めがつくだろうけど、うちは道具が残っているんだよね」といっている。別の誰かは、「この前、はじめてお金を出してヒラメを買っちゃったよ」とつぶやいていた。その数日後に別の所で、「ヒラメをさばいたら、人の髪や爪が出てきたんだよ。そうしたら、もうヒラメを見るのも怖くなっちゃった」という話を聞きいた（※注　２０１２年の時点で、この地域で地元の方が自分で魚を釣ってそれを食べるということは、基本的に行われていなかった）。

哀しさにあふれても仕方のない土地なのに、人々は明るく我慢強い。ボランティアなどでこの土地に来ている方々からも、逆に自分たちが土地の人々に癒されたという話を聞くことが少なくない。海山の恵みに感謝し、きちんと土地と向かい合いながら皆さんが暮らしてきた様子が感じられた。こちらでの勤務が始まってしばらくした段階で、病院のなかで他の職員に守られながら居心地良く過ごしている自分に気がついて驚いたことがあった。

そして同時に、精神科医泣かせの土地かもしれないとも感じた。皆さん、精神科への通院や服薬を潔しとしない。市内には潜在的な精神症状の保持者がたくさんいると予想されるのにもかかわらず、なかなか外来を訪れる方が増えないもどかしい思いももっている。

今年の5月28日、警戒区域内の自宅を一時帰宅した男性が自殺を遂げ、現地の人々に強い衝撃を与えた。伝えられている所によると、遺書はなかったものの、今までの商売を継続できなくなったことを日頃から家族に嘆いていたそうだ。普段、いろいろな悲しみをのみ込んで何とか暮らしていた方が、一時帰宅という形で失われてしまったものの現実に触れた時に、何かが起こってしまったのかもしれない。

地元の保健センターの仲介で、私たちには仮設住宅や借り上げ住宅を訪問する機会が与えられている。ある仮設住宅の集会場でうつ病について説明させていただいたのだが、その時にこんなお話をうかがった。ある女性がとても精神的につらくなり、市内の心療内科で睡眠薬を処方してもらい、そのおかげで夜に眠れるようになった。しかし仮設住宅の防音は不十分である。その方は睡眠薬で深く眠った結果として、隣人からいびきについて責められた。それでも相手に不満を述べることもなく、かえって気持ちの余裕をなくしている相手のことを心配されていた。「うつ病」について語る私に対して、決して責めるのではなかったのだが、「先生、申し訳ないのですけど、先生のお話を聞いても私たちのつらいのは解決しないんです」と声をかけてくれた方もいた。

私は悟った。今までのように病院や診療所のなかに座って待っている精神科医療では、この土地の問題には対応できないことを。

土地に根付いた生活をしていた方々が、その培ってきた人間関係から引き剥がされた。孤立や混乱、時には対立があるなかで、将来の見通しが立たないまま、不自由な生活が長期化している。どこかで人々の気持ちが折れてしまうのではないかと、多くの人が心配をしている。

それでも南相馬市には、自分のことを二の次にして周囲の世話を焼いてくれる人が少なくなかった。たとえば、より原発に近い地域にもともとお住まいで、現在避難中の方々の一部を受け入れているのも、南相馬市だ。福島第一原発の廃炉のための作業が行われているが、こちらにも当然多くの貢献を行っている。ある意味では、この土地の人々の努力と犠牲の恩恵に、日本全体が浴している訳だ。そして、私たち外部からの「支援者」の世話を焼いてくれているのも、南相馬市の方々だ。この南相馬市の人々が我慢強く優しいのに甘えて、周囲が負担を押しつけるばかりで、その苦難が適切に省みられないのだとしたら、それは正当なこととは思えない。

まだまだわからないことばかりだが、こちらでの診療活動を続けて行くつもりである。若輩者だから、皆様からのご指導ご鞭撻をいただけることを、お願い申し上げる次第である。

２０１２年８月

小高郷・標葉郷の武者は美しかった——相馬野馬追のこと

今年の７月28日から30日にかけて行われた相馬野馬追には、例年よりは少ないものの４００騎以上の武者が出陣したそうだ。祭りを見た翌日、私はある方に「先生、今年は立派なきれいな馬が多かったでしょう」と話しかけられた。その方の説明によると、一昨年までは地元の方が自分たちで飼育している馬がたくさん出場していたそうだ。しかし、その馬たちも今回の津波でたくさん流された。そのため、今年は馬を他所から借りて出場した方々が多かった。そういった馬は普段は立派な厩舎で管理され育てられている。そこから、「今年は立派なきれいな馬が多い」という状況が生じた。

祭りの当日、騎馬の行列を見ながら私は、「小高郷・標葉郷」といった土地からきた武者たちが多数いたことに仰天した。どちらの土地も放射能被害の影響で復旧・復興が進まず、２０１２年の時点では、居住できる状況とはなっていなかった。つまりその武者たちは、私たちが仮設住宅などでお会いしている避難中の方々なのだ。馬や武具甲冑を所有し、神事に相応しく調えるのが容易でないのは、素人にも想像ができる。それを、あの方々が成し遂げて勇壮な武者姿を披露してくれていたのだ。

いろどり豊かな馬具を身にまとった美々しい馬には、その由来を示す紋章を記した旗が誇らしげにはためき、意気盛んな武者が秀麗な甲冑をまとってそれに跨る。それが馬群をなして土煙をあげて疾走する姿に、私は惹きつけられずにはおられなかった。

ここで少し精神医学の話をさせていただきたい。人のこころの働きを知・情・意と分けて考えた時に、最後の「意」に関して精神医学がもっている語彙は決して豊かとはいえない。意欲・意志・気概・誇り・自負心といったものについて、現在の精神医学の取り組みは弱い印象がある。「ストレス」で脳が弱ってうつ病などの病気になるというのは、必ずしも間違ってはいない。しかし実際の人のこころのことを考えた時に、それだけでは単純過ぎる場合がある。脳という生物学的な実態をもつ臓器のコンディションだけで「意欲」は規定されているのではなく、文化や伝統・社会とのかかわりのなかで「誇り」が形成されて「意欲」が湧き出てくるのではないのだろうか。

「うつ病」治療のあり方について、日本の精神医療は厳しい批判的な問いかけを社会からなされていると私は考えている。たとえば「うつ病」の症状をもつ患者さんに、「脳の病気だから休むことで脳を守るように」と指示したとする。しかしこれが過度に単純化されて受け止められた場合、働くことについての意欲や誇りを損なってしまう可能性がある。このような疑問に答えていくことも、日本の精神医療には求められている。

南相馬市で精神科医として何か活動をしたいと考えた場合に、たとえば「うつ病」についての講演を地域で積極的に行い、チェックリストなどを用いて潜在的な患者を見つけ、その人々を抗うつ薬などによる治療に導入していくことを目指す選択肢がある。しかし、私はそのような活動だけでは不十分ではないかという躊躇を感じている。

今回の震災、そして原子力発電所の事故により、地域の誇りは著しく傷つけられた。丹精込めて大事に育んできた田んぼや畑、馬たち、漁場が失われた。当たり前のように食べていた近所の山に生えてくる山菜類は、放射性セシウムで汚染された人体への有害物にかわってしまった。物が失われただけでなく、そこにともにあった労働の誇りと喜びも奪われた。現在の南相馬市では仕事を探す人に十分な求人があるとはいえない。誇りと喜びをもってかかわることのできる産業と街の未来、これが見失われたままだ。

そういった問題に蓋をしたまま、「うつ病」や「ＰＴＳＤ」の患者を見つけて抗不安薬や抗うつ薬を投与するだけでは、「こころ」と向き合うためには不十分に思われる。いわゆる「中立性」を超えて、地域の精神医学化されていない現実に注目したい。

野馬追を見て、医者という職業にある身としてはドキッとしたことを白状しておく。その生活の状況を考えると「体力・気力を温存させたい。消耗させたくない」という思いがどうしても湧いてきた。せこい都会人の私は、「こんなに勇壮な姿など見せず、弱っている振りでもしていればよいのに」などと考えたりもした。

しかしそこで歯を食いしばって、地域の誇りを守るために出陣する武者たちの思いを私たちは重く受け止めるべきだ。野馬追の伝統をこの土地が守ってきた背景には、他国からの侵入がありうることを忘れずに領内の士気を維持するという目的もあったそうだ。これなどは、経済合理性ばかりを追求し安全管理への備えを怠った現代の日本社会が、野馬追の精神から学ぶべきところだろう。
小高郷・標葉郷の武者たちはとても美しく、私はそれに圧倒されていた。

浜通りのこころをめぐる空想

２０１２年10月

福島県の浜通りでは、幽霊のうわさを聞くことがある。海岸に何かの用事で出かけた人が、しばらく誰かが近くにいる気配を感じた。そして後から誰もいないことを確認してゾッとする。そのような話が多い。さらに、ごく少数だが、亡くなった身近な人の霊に会うために、海岸に行こうとする人もいるという。

震災から「もう」１年半が経ったと語られることがある。しかし、その場に居合わせた人々のこころが起きた事態を受け止め、それを自分なりに整理していかねばならないこころの作業の膨大さと困難さとに思いをめぐらせた時には、「まだ」１年半しか経っていないという方が適切に感じられる。身近な人が亡くなったこと、移住を余儀なくされたこと、原発事故と放射能汚染の問題に巻き込まれたこと、そういったことのどの一つであっても、こころがその変化を受け入れていくためには、大変な時間がかかることが予想される。

それなのに、被災地はこんなに早く復興している。そう考えた方がよいのではないだろうか。多くの人が自分のこころのつらさを省みることもせずに、「周りもあれだけ耐えているのだから」と考えて、必死に生活し仕事を行っているように見える。福島県ではすでに県外に避難した人も少なくない。つまり震災前より減ってしまった人員で日常業務に対応し、それに加えて震災復興のための事業も行われている。

私は精神科医で、今年の４月から福島県南相馬市に移住し、市内の精神科専門である雲雀ケ丘病院で勤務を始めた。院内での外来業務・入院業務に加えて、地域の保健師と連携して院外での訪問活動なども行っている。

これから述べるのは、そのような生活を送っている私が、南相馬市を中心とした浜通りの人のこころについて「空想」した内容である。客観性のある調査にもとづいての記述ではないことを、最初にお断りしておきたい。少し心理の奥を深読みし過ぎているかもしれず、そこには私からの投影もあるかもしれない。しかし、元来「こころ」というのはその実態がつかみにくいものであることを了承していただき、一つの意見として受け止めていただければ幸いである。

「こころのケアお断り」

５月末に、地元の保健師の仲介で、ある仮設住宅で「うつ病」について話をする機会を与えられた。その途中から、説明されるうつ病の症状に自分がいくつか当てはまっていると感じたらしく、ある女性が次第に不機嫌になっていった。病院に来て相談することを勧めたが、反応に乏しい。そこで、「身近な親しい人に、自分の話を聞いてもらうようにすることも良いことです」と伝えたところ、「仮設住宅では、今まで知らなかった人同士が急に寄り合ってお互いに気を使って暮らしているのだから、自分の悩みなんかそんな簡単にいえる訳がない」とイライラとした様子での返答だった。見兼ねた他の住人があいだに入って発言されたのだが、その結論は「先生、お話はありがたいのですが、先生の話を聞いても私たちの問題は解決しないんです」というものになってしまった。私は、「確かに私には皆さんの悩みを解決する力はありません。でも、その苦しさを少しでも減らすことを望んで、今はこういう話をしています」と答えるのが精一杯だった。南相馬市に来てから、他にも精神科医の活動について「すぐに仕事を休めとか辞めろという話になってしまうから困るのです」という不満を聞いたことがある。報じられている所によると、去年の段階で、ある被災地の避難所では、押し寄せてくるボランティアなどに対して「こころのケアお断り」を宣言したという。

震災と原発事故で失われたもの

昨年の震災と原発事故では、多くのものが失われた。そのように失われたものの一つに、目には見えないけれど大きなこととして、原子力発電所の「安全神話」に代表されるような、「偉い人やみんながいっていることに従っていれば大丈夫」という信念が挙げられるのではないだろうか。医療における治療法の選択についてのインフォームド・コンセントは近年積極的に行われるようになったが、それでも科学的に複雑な推論を行った上での判断を求められることは、日常生活では決して多くはなかったはずである。

今の福島は異なっている。放射線についての長期間の低線量被ばくの影響という、専門家のあいだでも意見が一致しない事柄について、日常生活のさまざまな場面で「自己責任による判断」を求められてしまう。たとえば、南相馬市で子育てを行う人のなかには、たとえ除染されて線量が比較的低いことが確認されている公園であっても、子どもを屋外で遊ばせることに躊躇を覚える人が少なくない。このような場合に私たちは身近な人と相談することを考えるが、仮設住宅や借り上げ住宅などで暮らす場合にはこういったことも簡単には進まない。古くからあった土地でのつながりは、移住によって失われてしまうことが多い。大家族で暮らしていた人々が、若い世代だけを県外に避難させていることもある。

失われたものの再現を求めて

失われたものをそのままに取り戻したいというのは、自然な願望だろう。本当に大切なものを失った時に、私たちは自分のこころがバラバラになってしまうような恐怖を感じることがある。価値観が混乱して、何が正しくて何が間違っているのかわからなくなってしまう。まとまりを欠いた自分の言動に、自分が狼狽する、そんな混乱がある。「亡くなったあの人に会えるはず」という思いだけが、なんとかこころを支えてくれることがある。

私たちは強烈な体験を通り抜けてきた人々の、そのような思いを尊重するべきだろう。しかし、それでもその思いがかなわないことに、徐々に気がついてしまう時がくる。その時には、代わって強い怒りが、かろうじてこころを一つにまとめる支えとなることがある。

ある高齢者は震災後に仮設住宅に入居し、その後に認知症を悪化させた。夜の徘徊が始まり、以前の住まいに帰ろうとしてしまう。雨のなかでも出かけていき、家族の制止にも興奮する、そんな人がいた。強い怒りや拒絶がそこにはあった。

別の入院せざるをえなかった認知症の患者の担当を行った。入院当初から、とにかく食事を摂ろうとしないことに困らされた。「入院しなければならない」と判断した私のことをわかっていたのだろうか、私がその人に近づこうとすると数メートルも手前からあからさまに顔を横に向けていた。看護師らが必死に食事の介助を続け、家族も懸命に本人の好きな食べ物を運ぶことを続け、数カ月後には普通に食事をするようになった。その頃には私が近づくと「ああ?」くらいの声は出してくれるようになり、声をかけるとしばらくこちらの顔を見て、顔をそむけるのはそれから少し後まで待ってくれるほどに、私のことを受け入れてくれるようになった。

「こころのケア」について語られることは多いが、その内容として被災した方々の「怒り」などのネガティブな感情に対応することを想定した議論は少ないように思われる。「怒り」は単純に肯定することも否定することもできない、かかわり続けることが難しい問題である。しかし、強い否定的な感情にとらわれたまま他人から顧みられないという体験は、人間にとって非常に苦しい出来事の一つである。

現実を垣間見ることの危険

今年の4月に原発から20キロメートル圏内の旧警戒地域の一部が解除され、日中に限り住人が立ち入ることができるようになった。地元ではこれが性急な判断だったとする意見もある。電気は使用できるが、水道などのインフラの整備はまだ行われていない。震災後に壊れたまま放置されている家屋が多く、除染も当然進んでいない。こちらを訪れた住人には、故郷に帰還できるのはまだ先のことであると感じた人が少なくない。

今年の5月28日、そのような地域でスーパーを経営していた60歳代の男性が、一時帰宅中に倉庫で首を吊って死んでいるのが発見され、自殺と判断された。普段から地元で商売を続けられなくなってしまったことを嘆いていたという。

この事件を通じて改めて感じるのは、地震・津波に加えて、原発事故による広範囲の放射能汚染が起きた今回の複合災害に対する、心理的な援助の難しさである。自然災害だけであるのならば、人々が「こころの傷」のことを一旦は脇において、ひたすら復旧・復興にまい進することを応援することが可能であろう。しかし今回の災害では、そのような姿勢だけでは対応できない問題が発生している。現実を認識した上で、「帰郷して復旧・復興を目指すのか、それとも故郷を諦めて移住するのか」という決断を行うことが人々には求められている。それは「喪失」に向かい合うという心理的に大変困難な課題に人々が取り組むことと、切り離すことができない。そして、無意識的にでも目を逸らして見ようとしていなかった喪失に関する現実を、突然突きつけられるような出来事は危険性が高いのである。

「放射能を適切に怖がる」という言葉が語られることがある。これは放射能に関するものを過敏に警戒することと、全く鈍感に危険性のあるものでも食べてしまうような不用意さの、両方を戒めるものである。これは「放射能のことを気にしなくてもよかった安全で快適な生活」を失ったことを受け入れていくことと、分けては考えられないだろう。

復興に向かう格差とうらやましさについて

この地域に暮らす子どもをもつ親が不安に感じる悩みの一つに、「塾などが少ないので、受験の準備で他の地域に暮らす子どもと比べて不利になってしまうのではないか」というものがある。当り前の普通の内容である。

一つの精神状態を想像してみる。早く復旧・復興を成し遂げることが日本社会に暮らす自分たちに課せられた使命であり、その目標に向かって他の地域と連携しつつも競い合っていると感じる心理である。しかし、当たり前のこととして地域によって抱えている課題は異なり、やはり原発から20キロメートル圏内の旧警戒地域などでは、どのような物事も容易には進行しない。他の地域に比べて遅れが生じることは当然であるが、それを他の被災地と比べた場合の「遅れ」ととらえてしまえば、その「遅れ」の意識が「恥」や「悔しさ」「うらやましさ」の感情につながってしまうことがありうる。

仙台から海沿いに南下し、相馬市・南相馬市の鹿島区・原町区・小高区と進むと、目に入る風景が異なってくる。震災時の津波の被害が、20キロメートル圏内では、ほとんどそのままのように残っている地域も目にすることができるだろう。

このような人がいた。元来は20キロメートル圏内の住人である。震災後にある都市に避難しており、それから故郷への帰還を目指して南相馬市内にある仮説住宅に入居した。ほどなく精神状態を悪化させ、「焼けつくような居たたまれなさ」を示すようになり、入院した上での最も強力な治療的な介入が必要となった。一番苦しみが深かった時に語った言葉の一つが「周りを見るとうらやましくて仕方がない」である。現在はこの方は回復し、「なんであんなにうらやましいと思ったんだろう。よく考えれば周りだってみんな我慢しているのにね」と語っていた。

これは私の空想である。「何で順調に復興して、華やかさを取り戻している場所が私の故郷ではないのだろう、何で私の故郷はまだ荒れ果てたまま、ゆっくりと安全に立ち入ることもできない状態なのだろう」と感じたのではないだろうか。

他と比べるようなことを止めて、自分たちは自分たちのペースで、と外からいうことは簡単である。しかし、自分たちからは奪われてしまったものを、他者がもっていると感じた時に抱く羨望の思いは、容易には乗り越えることができない。

風評被害と「被災地への援助」を超えて

南相馬市に住んでいて、私が感じる外部からの視線は分裂している。その一つは「福島のことをなかったことにして忘れてしまいたい」という思いである。今年の5月末と6月上旬に、20キロメートル圏内の住人だった2人の方が、それぞれ一時帰宅中に自殺を遂げられた。地域の住民の方々が感じた衝撃は小さくなかった。そのすぐ後の6月16日、政府が大飯原発を再稼働する方針を発表した。この時にこの地域の人々のこころは大いに傷ついた。「私たちの苦しみは、国によって全く省みられていないのではないか」と、そのように感じた人が少なくなかった。他にも残念ながら、県外に避難した人がその地でこころない「いじめ」にあったこと、「福島ナンバー」の車に乗っていただけで嫌がらせをされたなどの話を聞くことは少なくない。

その逆もある。現在の南相馬市に暮らしていると、他の状況ではありえないほどの篤い支援を受けられることがある。「賠償金」についても、少なくない額を手にしている人々もいる。（もっとも、その「賠償金」に格差があることで、地域に分断が生じていることを憂える声も少なくはない。）

個人的には、そのどちらにも違和感をもつ。福島第一原発の廃炉の作業も、そこから近い地域の人々の帰還の問題に結論が出ることも、短期間で決着がつかないだろうことは明らかになってきている。帰還を諦めて他の地域への移住を選ぶ人は、この先にも現れるだろう。その人々はどこにどのように受け入れられるのだろうか。「福島」のことを避けることも、過剰にもちあげることも、もはや不適切である。そして、日本社会が長期間かかわらねばならない課題として、「福島」の人々と日本の他の地域の人々が、極端ではない現実的で妥当な関係を構築していくことが望まれているのだろう。「性急な問題の処理」がなされるべきではない。

中途半端に金銭だけを与えられて、将来の見通しについては不透明な状況では、ある種のモラルの低下が起きるのは避けがたい。未来に向けての現実的な見通しが欠けていることが、非常に厳しく感じられる。

やはり、福島を支え続けて欲しい

福島県の方が、県外の人に対してさまざまな不満を語ると、激しく否定されて逆に攻撃されることがあるのだという。たとえば、「原子力発電所の補助金で良い思いをしていたのだから、今さら文句をいうな」と、このようにいわれることもあるようだ。

しかし、こちらの土地に来て実感したことだが、福島の人々は我慢強い。この人たちが文句をいうのは余程の事態である。今でも市内には、「自衛隊のみなさん、警察のみなさん、ボランティアのみなさん、ありがとうございました」といった看板が出ているのを目にすることがある。私は近所の理容室の店主から、次のような話を聞いた。その店主は震災後のしばらくの期間を県外の避難所で過ごした。その避難所で供された食事は必ずしも十分なものではなかった。それについて強く抗議する避難者がいて、その後に食事の内容が少し改善された。その抗議した人のことを、その理容室の店主は「みっともない、恥ずかしい」と強調して語っていた。精神科医としてかかわってみると、こちらの人々は必ずしも「助けて欲しい」と援助を求めることが上手ではない。その人々がやっとの思いで語った愚痴や不満の内容は、全否定することなく一旦は受け止めて欲しいと思う。

福島県内で臨床をしている精神科医には、それほどＰＴＳＤの患者は多くないと感じている人が少なくないようだ。しかし逆に、東京や仙台の精神科医から「福島から避難している人で、典型的なＰＴＳＤの症状がそろっている患者を診ている」と伝えられることがある。地元では周囲の目を気にして受診を控えてしまう、というのが理由の一つだろう。この件についてもう一つ考えられるのは、現地にいると「のんびりと病気になっている余裕をもてない」というものである。他の地域に移って安心した後で、ようやく「患者になれる」のかもしれない。今年の８月末にフィリピン沖で地震があり、こちらの地域にも津波が来るかもしれないというニュースが伝わった。その場面で、私の南相馬市の友人たちが示した動揺は小さくなかった。普段は話さない３・11後の出来事を一気に語り始めて、聞いていた私の方が驚いてしまった。やがて津波は来ないという知らせが届き、皆が安堵した。普段は多くの住人が軽微な抑うつやトラウマ反応の症状をのみ込んで頑張っているのだな、と感じた瞬間だった。私の友人の一人は、「当たり前の日常が欲しい」と語っていた。

福島の人々が、日本の課題を先端的に担っている

冷静になって考えてみると、突然に自殺をしてしまう仕事がうまくいっていない中高年男性は、福島県だけではなく日本全体で問題となっている。それから、「原発事故」を通じて、社会的な権威や「みんなが賛成していること」への信頼感が失われ、責任をともなう自己判断を求められる機会が増えて戸惑っている事態も、多くの日本国民に当てはまるのではないだろうか。

余裕のある状況ならば先送りにすることも可能な、日本社会全体が乗り越えていかねばならない心理的な課題を、福島県にいる人々は先端的に担わざるをえない状況に置かれてしまった。そこには多くの苦しみがある。しかし、否定的なものばかりでなく、必死に努力する一人一人の積み重ねのなかに、将来への希望もあるのだろう。そして、多くの人に福島の課題を自分たちの未来につながる出来事であると感じ、かかわって欲しいと考えている。

開沼博『「フクシマ」論―原子力ムラはなぜ生まれたのか』についての精神分析的読解

2013年1月

構造主義という立場がある。精神医学の分野ではJ・ラカンの業績が大きい。私たちは通常、自分たちが言語や社会制度を利用していると感じている。しかしひょっとしたら、個人に先行する言語や社会制度の構造が、私たちの無意識を規定して、こちらが私たちのことを躍らせているのかもしれない。

極北の雪に囲まれた地に暮らす人々が、私たちが「白」と呼ぶ色を何通りにも分別して名付けていたとする。その民族が生んだ哲学者が行う「白」についての考察は、私たちが行うものよりも数段も深く広いものだろう。

2011年3月に福島第一原子力発電所の事故が起きた後に、私は社会学者の開沼博が書いて話題となった『「フクシマ」論』を読もうとして、なぜか読めなかった。今ではその理由がわかる。この著作の語る内容は、私の無意識の構造を解釈してそれを私の意識につきつけるものだったのであり、私はそれを受け入れることに抵抗したのだ。

私は自分のことを、社会的な地位や名誉・収入にこだわらない、反権威的な、純粋な正義の人のように思いたかった。しかしそれならばなぜ、私は日本の社会や文化の問題点にこれほどまでに深く執着して、それに批判や攻撃を向けているのだろうか。

開沼が語るのは、「いかに原発が人々から愛されていたか」ということだ。そして、原子力発電所のもたらす負の側面からは目を逸らし、それのもたらす豊かさや快適さを渇望し、強い愛着を向けてその近くにありたいと思う私のこころ、それは、一昨年のような事故が起きた後では、全力で否定して忘却したいものだった。

何回か書いてきたが、私は2012年4月から福島県南相馬市に暮らして精神科医として働いている。そこで、現地で被災した人々と接するなかで、「私は本当は何者なのだろう?」という問いかけを、逃げ場のない形で受けているように感じることがあった。そのような体験を何回か経て、開沼博の『「フクシマ」論』を読めるように変わっていった。

開沼は「原子力ムラ」が成立した背景を、国家を単一の価値観でまとめあげて総力戦体制をつくり上げ、戦争や経済発展を求め続けた日本という国家の近代の問題と結びつけている。

その閉鎖的な国家の理念の実現を支える要となる原子力発電所の問題、その問題の中枢近くに無意識に近づいて行った私の欲望は、「日本という社会のなかでより影響力のある上位の位置を占めたい」という内容だっただろう。

私は「日本的ナルシシズム」という概念を提唱している。日本社会の価値観と一体化し、それから離れることに強い恐怖と絶望を覚え、その社会のなかで高い位置を占めている名誉を他者から確認されることに強い満足を感じる、そういう精神構造のことである。このように語る自分がとてもナルシシスティックであることを私は自覚しており、このような語りをすることでそれを乗り越えることを切望している。

日本社会における「自己犠牲」の道徳的な価値は高い。そして、近代という時代は植民地主義の時代であり、支配／被支配の関係が鮮明な時代であった。そのために、「日本的ナルシシズム」は容易にマゾヒズムへと転換されてしまう。

開沼はこの支配／被支配の問題を、「統治システムの高度化」と呼び、3つの段階を区別した。（1）が、「外へのコロナイゼーション（植民地化）」で、戦前の1895年から1945年までを割り当てている。（2）が、1945年から1995年までの「内へのコロナイゼーション」であった。外国に植民地を求める活動は太平洋戦争における敗戦によって終焉した。しかし、「植民地」を求めて止まない社会構造は、日本国内の沖縄などの地方に、それまで外地の植民地が担ってきた機能を求めるようになった。原子力発電所の設置も、この問題と結びついていた。（3）が、1995年以降の「自動化・自発化されたコロナイゼーション」である。

私は1997年に東京大学医学部を卒業した。そして2012年に福島県南相馬市に移住した。どちらもそれなりに大変な部分を乗り越えることを求められた。しかしその割には、それを行った私の動機が、私にもあいまいなのである。ひょっとしたら、周囲の人が「優秀」であるとか、「立派な人」とかいってくれるのが嬉しかった、それを求めていたのかもしれない。そういった評価を失うことが恐ろしかったという気持ちもある。とにかく、日本社会のなかでより高い評判を得たいばかりに、個人としての幸せを追求する時間や労力を切り捨て、社会で話題となる価値に献身する私のマゾヒズムを理解するのに、「自動化・自発化されたコロナイゼーション」という言葉は、痛烈であったが正鵠を得ているように感じた。

何年か前から「空気を読む」ことの重要さが強調される機会が増えたようだ。これは個人に対して、全体の雰囲気に敏感な関心を寄せ続け、自発的にそれに沿って動くことを要請している。漠然とした空気の示す「内容」は問題とならない。どの内容が選択されるべきかという葛藤そのものが真剣な形では起こらない。内容は空虚なのに空気に対して敏感であることを求められる度合いはますます強くなっている。ここに、コロナイゼーションの「自動化」の兆候を読みこむことは不可能ではないだろう。

数年前から、東京で精神科医をしていて、奇妙な感触をもっていた。残念ながら、精神科医には患者の自殺を経験することがある。そして、自殺者にはいずれも背負ってきた葛藤に満ちた人生の物語があった。ところが、本当にこの数年、「日本の社会で年齢に見合った名声や生活・収入を維持できなくなった」だけで、あっさりと死ぬことを選んで葛藤を感じないように見える、そういう自殺者が散見されるようになっていたのである。

１９６７年の中根千枝の『タテ社会の人間関係』からの引用を行いたい。「日本の『タテ』の上向きの運動の激しい社会では、『下積み』という言葉に含まれているように、下層にとどまるということは、非常に心理的に負担となる。なぜならば、上へのルートがあればあるだけに、下にいるということは、競争に負けたもの、あるいは没落者であるという含みがはいってくるからである」、この事態のもたらす心理的な苦痛を和らげる社会の豊かさが、だんだんと損なわれているような感覚がある。

なぜ「ナルシシズム」「マゾヒズム」は問題視されるのだろうか。

私は、この傾向が過度になると、個人と個人のあいだでの愛情が成立しにくくなってしまうことが、最大の問題であると考えている。

「サド・マゾ」関係は、基本的に「支配／被支配」の関係なのだ。そして同胞が、こころならずも日本社会における優位性を主張し合う競争相手となってしまう。中根の前掲書から、もう一度引用を行う。「このようなモビリティは必然的に同類を敵とする。これはまたいっそう『タテ』の機能を強くさせ、一方『ヨコ』の関係は弱くなるばかりでなく、邪魔な存在にまでなろう。同僚に『足を引っ張られる』とか『出る杭は打たれる』などというのは、この作用をよく象徴している。これが集団の場合になると、同じような種類と実力をもったものが敵となる。（中略）そして、こうした競争はきわめて現実的な表現となってあらわれ、競争をとおして、そしてその結果『格付け』ができてくる」。この「格付け」が与えられていないという意識のもたらす苦痛が、「日本的ナルシシズム」の構造をもつ個人のこころを苦しめる。開沼の著書では、福島県内の各都市が、それぞれ独立に中央との関係をもっていて、お互いが中央との関係でより上位を目指すライバル関係に入ってしまっていることも指摘された。

たくさんのお金を東京電力から受け取っていた地域に対する、福島県内の他の地域の感情には難しいものも存在する。また、同一の地域内でも、近隣の他者がどの程度「賠償金」を受け取っているかが、何よりも気になってしまう人も存在する。さらに、被災地における医療者の不足を訴える病院などを、県などが問題視して干渉するような現象も、こういった心理から理解できるだろう。「中央に対して面倒なことをいわない良い部下」のように思われていたい県の面子を、個人の行動がつぶすことになるからだ。このような流れのなかでは、より多く中央のために「身を削ること」の競争が始まることもありうるだろう。これは、経済におけるデフレの問題とも関係があるかもしれない。

他にも、「復興」の予算が組まれた時には、日本中の自治体などで「遅れを取らずに予算を取ってくる」ことに向けて、競争し合うような意識が生まれていたのではないだろうか。

ここで私は、自分が十代から二十代の若者だった頃のことを、どうしても想起してしまう。その頃はまだ、「受験戦争」という言葉が使われていた。人と人が触れ合うなかで、潜在的な競争関係を脱却できず、個人と個人が真の愛情に支えられた信頼関係を築けないことは、空しく寂しいことだ。「どこかで相手のことを出し抜いてより上位に行きたい」という欲望に、引きずりまわされる人生になってしまう。

私はある時から、「原子力ムラ」を批判する言説を控えるようになった。それは、その内容が間違っていると思ったからではなく、「原子力ムラ」を批判する私の欲望のなかに、「原子力ムラ」を推進してきた人々と同根の、「日本社会におけるより上位の格付けを求める欲望」を見出してしまったからだ。この心理構造を脱却できないのならば、理屈で反対を述べているだけの人々よりも、現実社会で実際的な機構の運用をしている人々の方が結局は勝利するであろう。

私が福島に来たのは、東京で劣勢だった競争者に勝利するために、より道義的に優勢な地位を占めたいという無意識の欲望が働いていたからかもしれない。

ここまで述べてきて、何だか自分で自分のことがかわいそうになってきた。いくら何でも、そこまで厳しいことをいわなくてもよいのではないか、私にも良いところがあるよ、と自分で自分を弁護したい気持ちもある。

同時に、このことを語った私のなかに、新たな欲望が強まっているのを感じている。やはり「日本的ナルシシズム」の精神性を乗り越えたい。その構造の外に出たい。そして、その上で個人として、今の状況における倫理的なふるまいのあり方について考えてみたい。そして、たくさんの人々と、競争関係を超えた、愛情に裏打ちされた信頼関係を築いていきたいのである。

私は福島の人々に多くを求め過ぎているのかもしれない、と不安に思うこと

２０１３年３月

大きな苦しみを体験している最中やその直後には、その人々が本来の力を発揮できないことは自然なことだ。それなのに私は、日本の社会がずっと解決できないで抱えてきた問題の乗り越えを福島の方々に期待してしまっている。これは、ひょっとしたら不条理なことなのかもしれない。

これまでにも私は日本社会について感じている疑問を書いてきた。そのほとんどが実は、すでに１９６０年代に丸山真男や、中根千枝が『タテ社会の人間関係』などで展開した内容である。しかし、これらの日本論はその後に真剣に省みられずに、議論が「日本的経営の優秀さ」といった方向に展開し、真剣に取り上げられなかった。最近でも内田樹の『日本辺境論』は、丸山らの理論を換骨奪胎して、そこで批判的に呈示された日本的なるものを内在的に肯定している。これは丸山や中根のような研究者・学者らが自然と身につけている「外から現場を見下すような視線」を、言語行為として本質的に批判した優れた知的達成である。

しかし私はそれでも内田の議論に強い不満を感じる。アウシュビッツを経験したユダヤの系譜に属する哲学者であるレヴィナスを学んだはずの内田が、震災後に多くの被災者が「裸の顔」をさらさざるをえなくなっている状況で、レヴィナスとその師との師弟関係の麗しさを道徳的に論じるのを続けている姿は、私にはあまりにも日本的に思える。

私は、丸山や中根の世代の研究者がもっていた先鋭な批判力を蘇らせたいと望んでいる。それを、都会の書斎からではなく、現場から行いたい。

あまりにも中根のいう「タテ社会の構造」が強力で便利だったので、それに合わせることばかりで、深く考えることを根本的なところから軽蔑して怠ってきたこと、それがこの数十年の日本社会に対して私が抱いている強い不満である。

原子力発電所の事故によって既存の「タテ社会」の構造による社会的な問題解決の経路が信用を失った。しかしその後の展開においても、関連したステークホルダーたちの協議による意思決定という経路の出現は、まだ稀である。その代わりに目にするのは、古い構造の維持温存だ。まるで失敗がなかったかのように、古い構造が復活し再生しているように見えることがある。

さて、中根の日本人批判である。

「日本人の価値観の根底には、絶対を設定する思考、あるいは論理的探求、といったものが存在しないか、あるいは、あってもきわめて低調で、その代わりに直接的、感情的人間関係を前提とする相対性原理が強く存在しているといえよう。このことは、前に述べた、リーダーと部下の力関係における接点としてのルールの不在、人と人との関係における契約によって表現される約束の不在ということによっても、遺憾なくあらわれているところである。」

「日本社会におけるほど、極端に論理が無視され、感情が横行している日常生活はないように思われる。その証拠に、日本人の会話には、スタイルとして弁証法的発展がない。」

このような直接的な人間的な接触を通じた経験への強い固着と、その外部への想像力の欠如という事態は、日本人と原子力発電所や放射能の問題との関係を悪くさせてしまった。原子力発電所事故後の議論の仕方も、反論に出会った時に一旦はそれを受け止めて、自説を弁証法的に展開させていくという流れをほとんど見ることはない。「原子力発電所は良いか悪いか」「不安か不安ではないか」とひたすら不毛な力比べを行っているように見られる論争のスタイルが散見される。有効な反対意見に出会っても、それを取り込んで自らの理論展開を行うことはなく、些事拘泥的に先方の揚げ足を取って、「だからこれは採用しなくてよい」と無視するか、もっと自分の感情に合う議論を探してきて、それを声を大きくして唱えるようなことばかりしているように見えることがある。

このような議論の仕方は、確立された個人と個人のあいだでの対話というよりも、相手を自分の下に従わせようとするナルシシズム構造同士のぶつかり合いで見られる。そして、契約や論理などへの信頼が欠如しているので、張り合い続ける力関係のなかから逃れにくくなる。

この力比べは、個人の単位でも行われるが、各個人が所属する特殊集団の単位で行われることも少なくない。通常は、個人の主張を抑えて所属集団のために努力することは確かに道徳的である。しかし、所属集団の事情に同一化するばかりで、本当に個人を大切にすることをおろそかにしたり、特殊集団を超えた価値や意味への想像力を欠いたりすることは、状況によっては非倫理的になりえる。

中根は、このような集団間の力比べ的な状況を「ワン・セット主義」と呼び、これを道徳的善悪の問題ではなく社会構造の問題だと指摘した。日本以外の通常の分業を志向する社会では、「それぞれ一定の役割をもつ集団がお互いに緊密な相互依存の関係にたち、社会全体が集団間を結ぶ複雑なネットワークの累積によって、一つの大きな有機体として社会学的に統合されることになる」と論じた。それと比べて、「日本的現象は、A社でもa・bの製品を、B社でも同じようにa・bの製品を製造するため、A・B両者が競争をよぎなくさせられることになる。前者のように分業の志向の強い場合には、Ａ・Ｂはお互いになくてはならぬ相互依存関係にありうるのに、後者の場合には、反対に、お互いに敵・邪魔者となるのであって、Ａ・Ｂはそれぞれ孤立の方向をとる」とされている。

なぜ南相馬市で働く私がこのタイミングでこのようなことを書いているのかというと、震災後の混乱のなかで、適切な分業による効率的な人的・資金的資源の統合・分配ということがなされずに、それぞれがバラバラな活動を展開してしまっている傾向が、生活や産業・医療・福祉などのさまざまな場面で、必ずしも否定できないと感じているからである。

さらに、中根は各集団のワン・セット主義の長所と欠点について、次のように指摘した。「並立するものとの競争は、日本の近代化、特に工業化に偉大な貢献をしたものと思われるのである。つねに上向きであるということは、人々の活動を活発にし、競争は（集団としても個人としても）大きな刺激となって、仕事の推進力となっていることはうたがうことのできないところである。しかし同時に短所ももっている。これはいうまでもなく、不当なエネルギーの浪費であろう。（中略）みんな同じことをしないと気がすまない。いや競争に負けてはならない。バスに乗り遅れてはならないからするのだろうが、国全体として何という浪費だろう」と嘆声した。なお、中根は「格差」や「過当競争」が出現する由来として、この「分業意識の欠如」に多くを帰している。

このような特殊集団への同一化、そのナルシシスティックなふるまい、特殊集団を超えた普遍性への想像力の欠如は、残念ながら被災地においても目にすることがあり、復興の遅れの一因となっていると思われる。

この状況こそが、強力な官僚主義が出現する母体であると中根は看破した。「連帯性のない無数の大小の孤立集団の存在は、中央集権的政治組織の貫徹に絶好の場を与えるものである。同時に孤立している集団は、より高次の活動のために、より大きな統合の組織を必要とする。ところが個々の集団自体には、そうした組織を生む社会学的力をもっていないので、必然的に他の組織（政治組織）に依存せざるをえないことになる。ここに、日本における中央集権的組織が著しく発達した理由があると思われる」と論じた。

そして、同一化を他者との関係の基本的な様態とするナルシシズム構造をもつ人格は、「日本における中央集権的組織」への同一化を強く希求するようになると考えるのが、私の「日本的ナルシシズム論」である。

そして、「中央集権的組織」に背を向けた場合でも、何らかの特殊集団に同一化することに自己愛の満足を感じていることが少なくはなく、両者のあいだには相互の軽蔑という深い溝が生じていることがある。そして、どの集団にも同一化していない精神は、この社会では危機的な所まで追い詰められていることも少なくない。

各個人が、ナルシシズム構造を脱却して、本当の意味での個人としての精神性を確立すること。そして、自分の所属する特殊集団の利害に配慮すると同時に、それを超えたことへの想像力をもつこと。さらに、「中央集権的組織」への過度の依存を脱却して本当に問題解決力のある地域の社会構造を構築すること。

このような精神性を、放射能と共存し、国家などの旧来の権威への信頼が失われた状況で生きていかねばならない福島の人々が獲得する可能性があると私が考えるのは、私からする過度の期待になってしまうだろうか。放射能との共存は自然科学的な能力を、賠償や避難生活・廃棄物処理場の調整・故郷の復興などの課題に具体的にかかわり続けることは人文社会科学的な能力を、高次の水準で求め続ける。重すぎる負担かもしれない。そう感じる。

地震と津波の直接の被害、さらに原子力発電所の事故と避難生活。それだけでもこころにとっての十分過ぎるほど大きな負担である。その上さらに、まだ何年もこんな試練に耐えることを私は福島の人々に期待している。

それでも、現地にはその方向で乗り越えようとしている方々をみかける。大げさではなく、私はその方々が、結局はご自分たちの故郷だけではなく、日本全体を救ってくれるのではないかと夢想することがある。自分たちの将来の多くを福島の方々に依存しているのだと、私は考えている。

支援者に求められる禁欲についての一考察

２０１３年４月

なぜ、被災地で活動する支援者たちの一部は地元の方々から疎まれてしまうのだろうか。

「支援者」は無意識のうちに、被災者のこころのなかに自分の美しい姿が映し出されていることを望んでしまう。この甘美な瞬間に慰められる支援者の数は少なくはない。そしてこれは、支援者に与えられる正当な報酬である。

しかし私たちが相手のために良かれと思って行ったことであっても、相手のこころのなかに感謝や賞賛ではなく、戸惑いや不満、さらには拒絶を見出すことがある。

この事実がもたらす欲求不満に耐えることは、時にとても難しい。

これは、その支援者のナルシシズム（自己愛）の有り様が問われる瞬間である。

福島第一原子力発電所の事故と、その後に必ずしも適切とは言い難い対応が行われたこと、その問題の多くが2年の時を経ても未解決なままに留まっていることは、日本人のナルシシズムを大きく傷つける出来事である。私たちのナルシシズムの未成熟な部分は、この問題をなかったことのように扱うことを望むだろう。今までの歴史の失敗を振り返ることを避けてきたことと同じように。しかしその傷跡は間違いなく開いたまま残されており、世界中の注目を今でも集めている。これを「見ない」で済ますことは不可能である。つまり、今回の原子力発電所の事故という出来事は、日本人のナルシシズムの変容のための特権的な出来事となる可能性がある。

独自の「文学」観から日本の通史を紐解いた加藤周一は、『古今集』の撰者にして代表的な歌人である紀貫之について説明するなかで「思うに『日本的な自然愛』には注意をする必要がある」と述べている。「彼が春・秋の歌のなかでうたった花は、おどろくなかれ、六種類しかない（さくら、梅、山吹、おみなえし、ふじばかま、菊）。小鳥に到っては、二種類（うぐいすとほととぎす）。貫之が花を愛し、小鳥を愛していたとは考えにくい。彼は何を愛していたのだろうか」というのが、加藤の指摘である。

この問いに対する私の答えは、辛辣すぎるかもしれないが、次のようなものである。紀貫之が欲望していたことの一部は、「歌人の仲間たちのあいだで、自然を深く知り愛する人だと認められること」であった。

同書の別の所で加藤は次のような指摘も行っている。「日本文学史の社会学的特徴は、作家がその属する集団によく組み込まれていたということであり、その集団が外部に対しては閉鎖的な傾向をもっていたということである」「社会に、その社会が小さくても、大きくても、よく組みこまれた作家は、その社会の価値の体系を、批判することはできないし、批判を通じて超越することはできない。しかし与えられた価値を前提としながら、感覚をとぎすまし、表現を洗練することはできる」

つまり、紀貫之が真に欲望していたのは、本来の花そのものや鳥そのものではなく、自らが組み込まれている閉鎖的な歌人の集団のなかで、自らの美意識と表現を高めることで、「自然を愛する人」「花や鳥を愛する人」とみなされることであった。

「ナルシシズム」という言葉は、自らの美貌に見とれて身を滅ぼしたナルキッソスという美少年の逸話に由来するという。人は他人のまなざしのなかに自らの姿が映し出されていることを見出す。日本人という閉鎖的な集団のなかで、「日本」と強く結びついた価値を重んじる人物であると他者からみなされることへの欲望を涵養する形で、私たちの文化や社会は営まれてきた。ここで重んじられる内容は、その時代によって節操がないほどに入れ替わってきた。そして往々にして、その内容が指し示す対象そのものよりも、集団のなかで共有されている、その時代が崇拝する内容のイメージに一致することの方が優先されるという倒錯的な逆転も起きてしまう。ある意味でその内容は、常に空虚なのである。この構造を私は「日本的ナルシシズム」と呼びたい。

しばしば、日本社会が重んじるべき「内容」が何であるべきかについての議論が熱心に行われる。しかし、その「内容」が何であるのかは実は問題ではない。どのような「内容」であっても、その内容よりも「集団のなかで共有されているその内容についてのイメージ」を優先させてしまう、その精神構造が問題なのである。権力者が現場を美化することは、必ずしも現場の人間を守らない。現実とは、常に出会い損なってしまう。

「被災地支援」についても、同じことが起こりうる。「被災地」そのものよりも、自分が属する閉鎖的な所属集団のなかで「被災地のために苦悩して献身する人物」とみなされることの方が重要になってしまうような精神性が生じうるのである。その精神性はどのような活動を行うのだろうか。自分たちのなかだけで共有されている「被災者」のイメージから構築した活動を、現地で押しつけることになるのではないだろうか。「被災地」そのものよりも、自分の所属している集団のなかで「被災地のためにこれだけ貢献した」と主張することに熱心になる人も現れうるだろう。

しかし私は、必ずしもこの過程を否定はしない。むしろ、私たちが他者と出会おうとする時に不可避の出来事であると考えている。問題は、その次である。

ナルシシズムの発達が未熟な精神は他者からの拒絶に耐える力が弱い。そのような拒絶があったことそのものを否認するのが最も低質な現実の否認であり、その次に水準が低いのは対象に悪を投影して怒りを向けて攻撃することである。現実よりも、自分が理想としている現実についてのイメージを守ることの方が重要なのだ。

それでもあえていうのならば、それも他者と出会うためには避けることができない葛藤に満ちた事態である。問題は、その痛みに耐えて、踏み留まって「他者」と「現実」とにかかわり続けることができるのかということである。

かかわりが継続するなかで、単一に見えた他者のもつ多様性や複雑さを見られるようになってくる。そして、一方的に自分が「世話をする」のでも「世話をされる」のでもなく、ある領域では相手に依存し、他の領域では自分が相手のために献身するような複雑な関係性が育まれてくる。

これがナルシシズムの成熟であり、私たちが現実とかかわる力を強めてくれるのである。ここを越えてようやく、私たちは問題解決への希望を見出せるのだろう。

躁的防衛の概念とその両義性について、およびその被災地における心理状況への理解への適応について

２０１３年５月

「躁的防衛 manic defense」は、専門家以外には馴染みのない用語であると思う。力動的な心理学では、人間はみずからのこころの安定を保つために、抑圧や否認などのさまざまな心理的な防衛機制を用いると考える。「躁的防衛」は、精神分析家のＭ・クラインによって記述された防衛機制の一つで、幼児的・万能的な心性が関与している。

２０１１年の原子力発電所の事故では、私たち日本の国土が広く汚染された。豊かだった動植物の生態系にも甚大な影響があった。その近辺で暮らしていた、たくさんの人々の生活も破壊されてしまった。

原子力発電のもたらす生活の豊かさを享受し続けたいという貪欲さが、激しく国土と海洋を汚したのであるが、この事実に向かい合うことは強い心理的な苦痛を引き起こす。

そこで、心理的な防衛機制が作動する。今回の事故後に、もっとも頻繁に出現しているように思われるのが「躁的防衛」である。本当の悲しみや罪悪感と、それがもたらす抑うつを体験することは、往々にして妨げられる。

「躁的防衛」においては、自分が傷つけた対象、喪失した対象が、価値のないものとみなされる。「下らない対象」であるから、それを傷つけたことや失ったことを、苦しむ必要はないと考えることができる。震災後に一部に認められた福島の人々への差別や風評被害には、この心性の関与が疑われる。

事故で起きた被害を、小さいものであると感じることができれば、再発予防のための安全対策や事故の責任の追及などをあいまいにしたまま、原子力発電所の運転再開の決断も容易に行えるであろう。

「震災からの復興」を急ぐ傾向のなかにも、この喪失の事実に向き合うことを避けたい心理が影響を与えている。ある被災者は、震災後の社会の対応について、「処理をされているように感じる」と語っていた。自分にも相手にも豊かな内面生活があるという事実は否認され、事故の処理が外面的に進むことがただひたすらに急がれるような印象を、事故後の一連の経過のなかで感じることがある。福島第一原子力発電所事故の「収束宣言」や警戒区域の解除が、それらの事態に巻き込まれている人々の内面への影響を考慮しつつ行われたと判断することは困難である。

躁的防衛の一種に、「躁的償い」と呼ばれる空想や活動がある。あくまで空想のなかで、自分が対象を癒す力が万能的に働き、自分の償いの行為が早急に完璧に達成されたと考えることで、自分が対象を傷つけたことや失ったことの苦しみを体験することを、早く終わらせようとする心理状態である。「躁的防衛」では、無意識的な空想のなかで、対象に対して「征服感」「勝利感」「軽蔑」の3種類の感情が働いているとされている。

私はこれまで、安全で豊かな（少なくとも物質的には）場所に暮らしている人々が、「躁的防衛」を用いて被災地の問題に真剣に向かい合わないことに対しては、厳しい態度を示してきた。しかし一方で、生活の再建も不十分な状況にあり、痛烈な喪失を体験した被災地の人々については、この「躁的防衛」のもつ積極的な側面が十分に評価され、それが支えられるべきであるという意見をもっている。

「こころのケア」などというものが、現地の人々に見下されることは、そのような状況では適切なことであるとすら思える。内面の世界にひきこもるよりも、現実的な外側の活動にかかわるようにうながされるのは、現実の困難が大きい状況では必要なことであろう。

震災後、２年が経過した現在の状況で、被災地に生活する人々がこの「躁的防衛」を多用しているとするのならば、その事態をどのように評価するべきであろうか。「躁的防衛」の使用が長期化した場合には、それが「考える」能力を制限してしまうという深刻な精神機能への影響が存在する。そこでは、不快をもたらす事実の過小評価のような重大な現実の歪曲が行われているのである。そこからさらに、何らかの活動に没頭して、疲弊から体調を崩すような事態が起きることがある。個人の健康や生活は省みる価値のないものとなっている。

それでも私は、そのようにして人々が直面することを避けている内容が、深刻な喪失であったり、震災のトラウマの体験であったりするのならば、その「防衛」は尊重されて守られるべきであると考える。

「防衛」によって向き合うことが避けられている事実が、集団からの個人の分離という内容である可能性もある。分離は、時に強い不安を引き起こす。

今回のような広範囲での放射能汚染が起きた後の状況では、「低線量被ばくの長期的影響についての評価」という、権威による正解が事前には与えられない問題に対して、それぞれの個人が自分で考えることを求められる場面が多数出現している。そのことの心理的な重圧に耐えかねて、さまざまな病理的な退行現象が現れることがある。放射能をめぐるさまざまな議論が行われているが、「適切に考えられるようになる」ことよりも、「自分と同じ意見の仲間を増やす」ことを目的にしてしまっている言説を目にすることは、残念ながら珍しいことではない。

２０１１年の原子力発電所の事故とその後の一連の経過では、日本社会の集団主義的な傾向の弱点が露呈した。そのことを踏まえるのならば、国内の諸機関の独立性の確認や健全な相互監視の機会を強めるための議論が必要であろう。しかし現状ではそれとは逆の、「全体への合致」を求めるような風潮が強まっていると考えられる。このような「全体への一体感」を求めることで万能感を抱いて不安を否認する現象を、私は「日本的ナルシシズム」と呼んで病理的なものであると論じてきた。それは真の「日本的な誇り」とは異なるものである。抑うつを感じることを避けて、好景気による気分の躁的な高揚を求めることだけで、私たちのこころは救われるのだろうか。

このような「躁的防衛」については、私は必ずしも肯定的に考えることができない。

クライン派では「躁的防衛」からさらに進んで、「自己愛構造体」や「病理構造体」という概念が用いられることがある。自己愛的な対象関係が、こころのなかで恒久的に組織化されてしまう現象である。個人のこころのなかは分裂してしまっている。ここでは、こころのなかに出現した万能的にふるまう自己愛構造体が、こころの他の部分である不安に苦しむ健康な人格部分に、即座の倒錯的な満足と脅しを与えることで、自己愛構造体が人格全体を巻き込んでいくような事態が起きてしまっている。日本社会はある側面において、一人一人の個人の内面や、集団の目的などの内容を問うことなく、「ただ結びつくことだけ」を強力に求める心的かつ社会的な構造があり、これはこのような「自己愛構造体」や「病理構造体」の性質を帯びることがある。たとえば、かつて福島県知事だった佐藤栄佐久は、その原子力発電についての書物のなかの一章を『「日本病」と原発政策』と名づけ、「責任者の顔が見えず、誰も責任を取らない日本型社会の中で、お互いの顔を見合わせながら、レミングのように破局に向かって全力で走っていく、という決意でも固めているように私には見える。大義も勝ち目もない戦争で、最後の破局、そして敗戦を私たち日本人が迎えてからまだ七〇年たっていない。これこそが、『日本病』なのだと思う」と述べた。

精神分析家の土居はかつて、「人間は弱さや恐怖を感ずるよりも、むしろ、自分は悪いが強いんだと感ずるほうを好む」と論じた。「自己愛構造体」への心理的な融合が生じている場合には、その代償として個人の独立はきわめて困難となってしまう。不安と向き合う自我の機能が個人として育っていないために、現実に目を向ける苦痛に耐えることができない。そこで、社会や所属集団との心理的な同一化を果たすことで、その不安から免れることが求められるが、ここには嗜癖的とも呼べるような依存性が働いている。この「日本的ナルシシズム」の構造に同一化した部分が、他の人格全体を絶え間なく見張り、それに恫喝を与え続けることで行動へと駆り立て、このことが強力な実行力を発揮させる。そして、日本社会と自分がそこで占めている位置に満足をしている場合には、社会と同一化した価値を獲得することによる短期的な満足は与えられるが、これによる慰めは長く続くものではなく、常に次の刺激を追い求めることとなってしまう。

一部の慢性化したうつ病者や、自殺を試みる者の心理構造は、次のようになっている。社会が個人にもたらす欲求不満が強いために、もはやそれに同一化を続けることは困難となっている。しかし、健全な自我が育つだけの心理的な援助は与えられない。社会に向けた敵意は、自分のこころのなかの社会と同一化した部分に反映されてしまう。今度は、自分のこころのなかの社会と同一化した部分が、自分が社会に向けた敵意の報復を、自分に対して行うようになる。もはや「自己愛構造体」との円満な一致は不可能になっているにもかかわらず、そこへの倒錯的な依存を脱却することもできない。自分のこころのなかに、常に軽蔑や支配をめぐる葛藤が刺激される状況となる。

ここまでが、私が２０１２年の４月に被災地に実際に来るまでに考えていたこととその延長である。しかし、現実に福島県南相馬市に引っ越してから後に経験したことのために、私のこころに変化が生じたことを、今は感じている。

私は自分の受けてきたトレーニングの経緯などから、「躁的防衛」とみなされる現象に過度に厳しい視線を向けてきた。その「全体への一体感を求めること」や「内面を軽んじて活動に没頭すること」の否定的な面ばかりを強調して考えていたのかもしれない。今ではそのような自分のことを反省している。

私は被災地に来て、それまでは「躁的防衛」としか理解できなかった活発な行動への没頭が、多くの人を巻き込みつつ成果を挙げて、その活動の当事者と周囲の人々に、豊かな時間をもたらしていることを何回も体験したのである。そして、放射能の問題についても、安易な反応をしてしまう人々がいる一方で、よく学び、計測し、記録し、その上で考える健全な自我の機能を十二分に発揮しているような個人も、現地には多数出現している。

安易な集団迎合を諒とはできない。しかし、一見そのように見える状況のなかでも、経験を通じて個人は鍛えられる。ゆっくりと間接的にかもしれないが、自らの喪失の悲しみや罪悪感に耐え、引き起こしてしまった損害に償いの思いを向け、個人として考える力を強めていくことは可能であろう。痛みをもたらす現実に向かい合う力が強まり、躁的防衛に代わって真の償いをなす力が育つのは、時間のかかるプロセスである。そのような心理的な達成を果たして独立した一人一人の個人が尊重されつつ、強く全体として結びついた日本という社会が、将来において取り戻されることを夢見ていることを告白して、この文章を終わりたいと思う。

２０１４年４月

南相馬市の高齢化問題について

震災後３年が経過した。２０１２年４月に私が福島県南相馬市で暮らし始めてからも、２年の月日が過ぎた。

やはり、復興が進んでいるとはいえない。さまざまな課題が山積しているが、現場で動ける人の数は限られている。そのような状況であるから、今後は重要な課題に対して、優先順位を意識して実効的な介入を行う努力が必要となるだろう。

現在、行政の施策では広い面積で除染を行い、外部被ばくを低減化することが重視されている。しかし、地域に暮らすことを安心・安全で魅力的と感じ、事故を起こした原子力発電所から近い場所に、これから定住する若者を増やすためには、除染の他にも取り組まれるべき課題が複数存在している。

そのなかの一つとして、地域の高齢化対策を指摘したい。

被災地の医療現場で働いているが、震災後に急速に進行した高齢化が地域のコミュニティに与える影響の大きさを実感している。このことへの対策は喫緊の課題である。南相馬市の人口は震災前には72,000人弱であったが、2011年3月29日前後に9,000人程度にまで減少した。その後は徐々に回復し、緊急時避難準備区域が解除された2013年の9月30日で、震災前の約3分の2に相当する48,000人程度であった。その後も人口数は緩やかに増加を続けている。

その過程において、南相馬市で65歳以上が人口に占める割合で示される高齢化率は急速に増大した。2011年3月11日で25・9%(18,547人/71,561人)であったが、2014年1月23日には住民基本台帳ベースで29・4%(19,072人/64,941人)、実人口ベースで33・2%(16,485人/49,664人)となった。

もちろん、地域に生まれ育った人々の地元への愛着は強い。しかしながら、その強さには年代によって差が生じている。特に高齢者ほど地元での生活を熱望する人が多いが、若い世代では避難した先の土地での生活再建を選択する人も少なくはない。元来南相馬市では、一世帯に三世代6〜7人の家族が暮らしていることが平均的だったという。ところが震災後には、高齢者夫婦が2人の世帯や、単身世帯も珍しくなくなった。

このことは、高齢者に認知症の悪化などの健康上の問題が生じた場合に、一気に生活が成り立たなくなるリスクが高い世帯が増加したことを示している。南相馬市によると、要支援・要介護認定者数の合計は2010年9月で2,747人、2011年3月に2,613人であった。それが、震災後の2011年9月には3,036人、2012年9月には3,327人に増加した。これをもとに市では、2013年9月に3,553人、2014年9月には3,666人になると推計している。

ここからは当然、介護施設の増床や介護ヘルパーの増員が必要となることが予想される。そして、建物の増設については不可能ではない。しかし、問題は人手不足である。地域を支える介護の人員は震災で減少した。残った介護職員たちは震災発災から現在にいたるまで増加した業務への対応を続けている。そして今後については、介護を必要とする高齢者の増加が予想されるにもかかわらず、地域で介護にかかわる人員が増加することは容易に期待できない。現在、南相馬市で施設入所が急に必要になった高齢者が、市内の施設に入所するのはほぼ不可能な状況である。

この様子はメディアでも取り上げられた。２０１４年3月4日には、ＮＨＫのＥテレで『頑張るよりしようがねぇ――南相馬・瀬戸際の介護現場で』という番組が放送され、介護施設が新設されても介護職員が集まらない様子が報告された。市は無料のヘルパー講習会を開く対応を行ったが、実際に施設に就職した人は少数だったのである。

また番組では、認知症の妻の介護を行う85歳の男性が、介護の環境が整わない状況に憤り、抑うつ傾向のある妻を叱咤激励する様子が描かれていた。結局この男性は、自力で妻の介護を行うために、自分たちの家を新築することを決断した。

地元の精神科病院を、認知症の進行にともなう行動異常で新規に受診する患者は、減少することなく着実に一定の数を保っている。病歴をうかがうと、何段階かに分けて生活上の負担が重なり、そのなかで認知症を悪化させた場合が多い。

高齢者が震災で住みなれた家から仮設住宅などに移住した場合には、その影響が大きい。震災前の被災地の住環境は都会より明らかに恵まれていた。そこからの移住は、単に場所を移動させて建物が狭くなっただけではない。農作業などを中心とした健康的な生活習慣が失われることであり、毎日のおしゃべりや情報交換を楽しむ地域の仲間とのつながりが断たれることであった。震災前から同じ建物への居住を続けた場合でも、「周囲の人たちが避難してしまった」ことの影響を受けることがある。

元来、高齢者では転居のような生活環境の変化への対応能力が限定され、そのこと自体が健康状態の悪化の引き金となりうる。そして、震災後に一般的な疾病を発症したり悪化させたりするケースも少なくない。脳血管障害を発症して、認知症が悪化するのは典型的であろう。

避難生活などの負担は大きく、災害関連死の増加と関連していると考えられる。２０１４年2月19日まで、認定された福島県の震災関連死は1、６５６人で、南相馬市は４４７人である。南相馬市の５つの高齢者施設を調査した野村らは、避難後の死亡率を避難前5年間の死亡率と比較して、２・６８倍という結果を報告した。

震災後の３年間で、自分の子ども世代や孫世代が避難を開始したり、家族が健康を害したり死亡したりして別離を経験したケースも存在する。そして、それをきっかけに認知症が進行することもある。

ここまで述べてきたように、南相馬市の高齢化問題は深刻である。そしてこれが放置された場合には、状況はさらに深刻化し、介護負担が大きい郷里に戻ることを躊躇する若年世代が増えることが予想される。

この状況がもたらす葛藤が、さらに当事者となった人々の苦難を増している。地元に残る人々は他地域に避難した人々に対して複雑な思いをもつことがある。避難生活を継続している人、あるいは一時避難を行った人が、垣間見せる地元への罪悪感や申し訳なさの思いは、とても重く、苦しい。

復興は遠く、被災地の苦難は続いている。

新しい考えが求められている。地域の問題を、地元の人々の愛郷心と努力に過剰に頼って解決しようとするばかりでは、あまりにも当事者となった人々の負担が大きい。

地方の人口流出と人口の高齢化は、日本全体の問題である。そして、南相馬市のような被災地は、震災の影響で猶予なくその課題への対応を求められている。もはや「震災復興」という枠組みにとらわれ続けるべきではない。

日本社会が抱える問題に先進的に対応し、他の地域と客観的に比較しても魅力的な地域を構築していくこと、その困難な課題に取り組むことが求められている。これは言うは易く行うは難い、大変に困難な事業である。

日本中が一体となってそれに協力するべきだ。国家的な課題に対しての先駆的な取り組みのモデルが提示されることは、日本全体の利益にかなうことでもある。

２０１４年５月

鼻血と日本的ナルシシズム

マンガ『美味しんぼ』で、福島県で鼻血の症状を訴える患者が増えているという描写があり、それが物議をかもした。たくさんの批判が起きた後で、今度は掲載した雑誌の編集長が「表現のあり方を見直していくという見解を示す事態となった。(https://www.sankei.com/affairs/news/140516/afr1405160003-n1.html)

私は最初に『美味しんぼ』の鼻血の話を聞いた時、その影響がこんなに長く大きく広がるとは思わなかった。想像力の豊かなマンガ家が描いた空想なのだから、そういうものだと聞き流せばよいだろうと考えた。まさか、あの話をまともに受け止める人がこんなにたくさんいるとは思わなかった。それくらい、放射線の健康への影響についての教科書的な常識から、かけ離れている内容だと感じた。

私は２０１２年の4月から福島県南相馬市で暮らしている。精神科であるが、医師免許をもって診療に従事している身分である。市内に、医療・福祉の仕事に従事する友人・知人もたくさんいる。そして、少なくとも私と私の周囲が経験している範囲において、鼻血を訴える患者は増えていない。つまり、私は『美味しんぼ』の福島の鼻血の記事とそれを支持する人々に対して、反対をする立場にある。

私は、自分のことをいわゆる「御用学者」ではないと考えている。政府の姿勢などに示される、日本社会のある種の傾向については、相当に批判的な意見も発表してきた。「日本的ナルシシズム」という病理的な精神性が、原発事故の前も後もくり返し反復して現れているという強い危機感をもって生活している。

日本的ナルシシズムは、「社会全体や集団の都合のためならば、論理や人権を無視して何でも可としてしまう」ようにも現れる病理性である。それならば、「原発事故と関連した人権侵害を可として憚らない日本社会の問題を批判している今回の『美味しんぼ』のような表現を、なぜ支持しないのか？」という質問を受けそうである。

それに対しては、気持ちはわかるが、そのような「表現のあり方」を用いての異議申し立てには賛成できないというのが私の意見である。

「理屈ではなく力と情で真とする」を「理屈ではなく力と情で偽とする」に置き換えても、ナルシシズムを別のナルシシズムに置き換えるだけで、問題の解決にはつながらず、かえってそれを複雑化させてしまう。一時の勝利感からカタルシスを得たとしても、その後につながらないのならば空しい。「全部良い／悪い」ではなく、「良いものは良い／悪いものは悪い」と考える判断力を高めることによってこそ、ナルシシズムを克服して理性に導かれる自我が強化され、未来が開かれることへとつながるだろう。
しかし、『美味しんぼ』の騒動の結末について知ると、これも落ち着かない気持ちになる。結局、力（ナルシシズム）と力（ナルシシズム）がぶつかり合って、片方が他方を抑え込むという結果になってしまったようだ。この機会に「日本社会の負の側面」を攻撃したい陣営にとっては、最悪の結果だったかもしれない。
ここで私は、かつて藤田省三が語ったことを連想した。

「（日本）社会の原理は、人間社会が自然世界と公然と対立せず、国家が家や部落や地方団体と公然と対立せず、公的忠誠が私的心情と公然と対立せず、全体と個が公然と対立せず、その間のケジメがないままに、どちらが起源でどちらが帰結か明らかにされないで、ズルズルベッタリに何となく全体が結びついているところにある。このズルズルベッタリの状況に区切りをつけないでは、社会運動を起こしても、その結果がどこに吸収されるかわからない。被支配者は、支配者とケジメなく心情的につながっているのだから、被支配者のために、その経済的利益を増やそうとする運動は、やり方いかんによっては、ひょっとすると、政治的にはますます支配者を楽にさせる結果になるかもしれない。そこで、ズルズルベッタリ主義的な精神態度や運動の方針を止めさせることが重要な問題になる。」

私は、日本の構造的な問題を外部に実体化させてそれを攻撃する方法は有効ではなく、「日本的ナルシシズム」という心理構造としてそれぞれの組織や個人に内面化させて、個別の場面でその病理性の克服を目指すことの方が重要だろうと考えている。

うつ病の病前性格として記述された「メランコリー親和型」という性格は、「日本人」の性質を表していると考える。この特徴は、自分が所属する集団への同一化が強すぎて、自我が確立されていないことである。（「現代日本における意識の分裂について（1）現代うつをめぐる考察から」参照、170頁）

日本社会への同一化が強過ぎることが自我の確立を妨げるのならば、日本社会を批判して同一化を解除することこそが、私たちが救済されるための手段ではないかと推測される。そこには、真実が含まれている。しかしその結果が、同一化できる「日本社会を否定する集団」を探し求めて、それをつくり出そうとすることならば、それは支離滅裂で、かえって病理を複雑化させる恐れがある。

権威への拘束・依存を克服する試みが、それを単に「反権威」にひっくり返すだけで、「反権威」を語る権威や集団を生み出すことに留まる傾向は、「戦後」の問題かもしれない。

中根の、次のような記述はその典型を示している。

「ある会合で、『わが社はほかと違って、アメリカ式の能力主義を採用し、民主的な経営をしています』などと、上座にいる部長などが誇らしげにおっしゃり、課長・係長は、『いかにも、その通りで』などという反応を（それぞれのポストに応じたからだの動かし方で）される」ことの奇妙さを指摘した。

語られる内容について真剣に考えることを欠いたまま、空気に過剰に依存してそのことに無自覚であるという構造の方が問題なのである。

そして、日本社会の構造を批判しようとすると、「反権威を語る権威」という社会的には非機能的な存在に帰結する結果となりやすい。同時に、「反権威を語る権威」が、社会のなかで傷ついた人やこころを病む人のために一定の場所を確保するという役割を果たしてきたことは、認めねばならないだろう。そして私が専門とする精神医学の内部では、このような「反権威を語る権威」という立場が成立しやすかった。しかし、このような逆説的な力を用いた解決は、反動的な守旧派の力を呼び覚ましてそれによって屈服させられる危険性を抱えることとなる。

これは、私の信念である。日本社会の構造に問題があるとしても、漠然と日本社会に反対する「空気」をつくるという、同じ構造を温存してその内容を置き換えることを目指す解決が、良い結果につながるとは思えない。論争において優位な立場を目指す人は、極端な表現を選びやすい。そうではなく、空気に流されずに、中庸を踏まえて適切に考えることができる個人が増えていくことこそが、遠回りに見えても、日本のナルシシズムを成熟させるための本来の道だと考える。

復興や国防・財政・少子高齢化などの多岐にわたる分野で、現実に取り組まねばならない課題が日本には数多くある。空転する想像的な議論ばかりで時間を浪費し続けることには、私は強い不安を覚える。「論争」のもたらす興奮に熱狂して鼻血を流している場合ではなく、冷めて現実と向かい合って考えることが求められている。

原子力発電所事故と怒り

2014年5月

被災地のメンタルヘルスの悪化が話題となることがある。

私は先日、マンガ『美味しんぼ』の鼻血騒動に思わず乗ってしまったが、議論の推移を見守っていて、とても不思議に思ったことがあった。「なぜ、放射線による直接的な健康被害の有無にこだわるのだろうか？」という疑問である。放射線の直接的な影響についての評価には不明な点が残るが、精神的な影響を介した広範な健康への被害については、明らかに存在していると考えられるからだ。

原発事故と関連して生じた精神的な苦悩、さまざまな葛藤によって引き起こされたコミュニティの分断、長引く避難生活は現地の人々の心身に重大な影響を与えている。そして、それが自律神経系や免疫機能・体内のホルモン環境などに影響を与え、その結果として多彩な身体的な訴えが生じたとしても、そこには何も不思議はない。移住によって健康的な生活習慣が失われたことの影響も大きい。

ここに、精神科医の仕事のジレンマが存在する。外側から見た精神的なケアについてのニーズ needs と、本人たちがそれを望むかというウォンツ wants のかい離が大きいのだ。古典的なトラウマの研究者J・L・ハーマンは、次のように記載した。

「心的外傷を受けた人はしばしばいかなる援助をも求める気にならないもので、心理療法などもちろんである。」

つまり、精神的なトラウマでこころが傷ついている人に対して、「あなたのこころが傷ついている」というメッセージを送ること自体が、相手のこころを傷つけてしまう恐れが高く、最悪の場合にそれは侮辱と受け止められる。

私が2年前に南相馬市に移住した直後に、周囲の人々の働きかけで仮設住宅にお邪魔をしてうつ病についての話をさせていただく機会があった。その場にいた方々は控えめな方々だったのだろう。やんわりと「先生の話を聞いても私たちのこころは楽にならない」と話をされ、「睡眠薬を飲んだせいでイビキがうるさいと、仮設住宅のとなりの住人から責められた」というエピソードも聞かせていただいた。だから、被災地における「こころのケア」は、看板だけ出しておいて閑古鳥が鳴いていても、求めてくる人を待っている姿勢を示すことができれば十分であると考える専門家もいる。

強いトラウマにさらされた時に、私たちは自分の生活を成り立たせていた既存の枠組みへの信頼が破壊され、自分のこころが構造を失ってバラバラになってしまう恐怖を感じる可能性がある。今まで信頼してきた生活の前提が否定された時に人は、根源的な不安を感じるだろう。

その時に、自分のなかにある強い怒りと恨みの感情のみが、自分に属する十分な強度をもった心的要素に感じられるかもしれない。一部の人にとっては、この強い怒りこそが自分のこころを現実に繋ぎ止める救いとなり、怒りや恨みの感情を中心に自分のこころを再構築することで、それを解体の危機から救う。そして、怒りを向けるのが適当だと考えられる社会的な存在を実社会のなかに見出すことが可能な場合には、この反応は合理的でもある。正義の裁きを要求することには、正当な価値があるからだ。

しかし、怒りを向けるべき社会的な対象が、巧妙に隠蔽されてしまうとしたらどうだろうか。怒りと攻撃を向けた瞬間に、その当事者の無辜であることが語られ、攻撃した私の攻撃性の罪が明らかにされるような言語空間に巻き込まれた時に、私たちは混乱するだろう。

「怒り」や「恨み」を中心にこころを再構成することを、道義的に非難することは簡単である。また、「健康や人間関係を損なうから」といった功利的な観点から批判することも可能だろう。しかしそれは、あまりに浅い。

出口を失った怒りは、内向するのかもしれない。

時折、そのような魂に向き合っていると感じたことがあった。表面は、むしろ礼儀正しく控えめである。しかし、内に抱える怒りは凄まじく、身の程をわきまえない部外者がうかつに近寄ることすら許そうとしない。

癒しを求めること、和解すること、怒りを放棄することは、赦してはならないものを赦すことを意味し、自らの誇りを全否定することと理解している気高い魂。

私はしばらくの時間、なすすべもなく立ちすくむことしかできなかった。

無意識的な領域に抑圧されそうになった、この怒りや恨みが取り扱われることを求めているのかもしれない。これへの対応は大変に難しい。

だから、極端な方法でも、この怒りへの共感を示したマンガが、多くの人のこころを揺さぶったのだろう。

私は、正当とみなされる怒りや疑問が、しかるべく表現と立場を日本社会のなかで与えられて十分に展開されてそれが成熟していくことを求めたい。それが、被災地の人々のこころを慰め、孤立した怒りがひたすらに強度を高めて危険な暴発を起こすようなことへの抑止力となるだろう。

逆に、国の経済を優先するという事情のために、このような感情がただ切り捨てられるのだとしたら、それは大変な不正であり非礼である。

２０１４年12月に浪江までの相双地区と仙台が常磐自動車道で直結した時に被災地で感じたこと

２０１４年12月

素直に嬉しいと思った。

私は２０１２年４月から南相馬市で暮らしている。「放射線の影響への想像力が欠如している」と怒られるかもしれないが、ここでの生活に慣れてくると、一番不自由を感じるのが交通の不便さだった。ＪＲの常磐線が津波・原子力発電所の事故で寸断されているなかで、実質的な交通の手段の中心は自家用車での移動にならざるをえない。

私は東京で暮らしていた時にはペーパードライバーだったので、最初は運転がとても苦痛に感じた。特に、福島市から南相馬に行こうとすると阿武隈高地を越えねばならず、慣れないままにカーブの多い道を運転していると、「ここに暮らす一番の健康リスクは放射線ではなく、交通事故に巻き込まれる危険性ではないか」などと、連想してしまった。今では大分慣れてきたものの、やはり冬季の路面が凍結する時期には、なるべく自分では運転したくないと思う。一車線しかない道路は、混雑している時もある。特に最近では、相双地区で建築関連の仕事が盛んになっていることもあり、たくさんの荷物を積んだトラックと頻繁に出会う。

それと比べると、特に冬には仙台に向かう道の方が運転をするのに気が楽である。国道6号線も結構混雑しているが、海沿いのまっすぐな道で凍結もしにくいため、私のような人間が冬に運転をしても身の危険を感じることが少ない。

12月6日の福島民報には常磐道の開通についてのニュースが大々的に取り上げられていたが、そこには「相馬から仙台医療センター60分救命率向上へ」という見出しが出ていた。そのなかの記事を読むと「相馬市と新地町から三次救急医療施設となっている仙台の国立病院機構仙台医療センターまで約70分を要しているが、開通後は約60分で到着できるようになる」とあった。南相馬市にも三次救急を行う医療施設はないので、南相馬市から搬送する場合には、南相馬市から相馬市までの移動時間がそこに上乗せされることになる。

福島県の被災地の健康の問題というと、放射線の影響に焦点が当たりやすいのだが、それこそ「ただちに起きる影響」は見えにくい。そして、南相馬でそれよりもはるかに見えやすいのは、本当に緊急の救急医療が必要となった時に、高次の医療が提供できる病院にまで搬送されるのに1時間以上かかる状況である。脳血管障害に関しては、幸いにして南相馬市立総合病院の脳外科が大変に充実しているので、そこが信頼できる。しかし、心筋梗塞などの循環器系の問題に対して、緊急でカテーテルによる処置などを行える体制が地域で十分に整っていないことのリスクは、とても気になる。

私の仕事は精神科医なので、こういった救命救急の医療現場にかかわる機会は少ないのだが、それでもこれと関連して気になることがあった。震災後にこころの不調を呈するようになった方のなかには、いくつもの外傷的な出来事が積み重なってそうなった方が少なくない。そのような方のなかから「家族が震災後に心筋梗塞で急死した」という話を聞く機会が何回かあった。

「原子力発電所事故による放射線被害」などの派手で目立つ特別な話題には、世間の関心も、人や物も集まりやすい。しかしそれと比べて、「地方における医療体制の不備」といったどの地域でもありふれている問題に分類されることには、十分な資源が投入されない。数年後にひょっとしたら上昇するかもしれない発がんによる死亡率を減少させるためよりも、現在も問題となっている心筋梗塞への診療の体制を整える方が、地域の健康・福祉の改善のためには効率が良いのではないだろうか、という率直な疑問を抱くことがある。

南相馬で起きていることは、このアンバランスの拡大である。

「震災に関連した特別なこと」にはものすごくたくさんの人・お金が動いている。そして、残念ながらその動きの一部には大変に刹那的な、悪くいえば「この機会にできるだけ目立って、できるだけ儲けて、後のことは知らない」というような風潮を感じることがある。

それと比べると、古くから続く問題、ありふれたどこにでもある問題、普通であるために目立たず話題になりにくいけれども、私たちの生活を支えてくれている基盤が危機にあるという問題については、低調なままに先送りされる傾向が強くなる。

その危機の一つは、元来から豊かではなかった医療・福祉機関の資源が、原発事故後の避難指示などのために、さらに弱体化せざるをえなかったという問題である。特に原発事故と関連した、看護師などの人材の地域からの流出という問題は、容易には回復されない。看護師のなかで少なくない方々が実際に育児を行う母親でもあるので、放射線が子どもに与える影響や風評に対して敏感にならざるをえない。

以前に私は、南相馬市において急速に高齢化が進んだことによる問題を報告したことがあった。これは、原子力発電所事故によって若者を中心に人口が流出し、避難生活などで認知症が進行してしまった高齢者が多いことが原因となっている。（「南相馬市の高齢化問題について」参照、64頁）

ここに交通機関の不備という条件が加わると生じるのが、高齢の方がたくさん運転しているという状況である。

ハローワーク相双が公表している2014年10月のデータによると、相双地区の有効求人倍率は2・51倍である。震災前が0・4〜0・5倍程度だったので、急激に働き手が足りなくなった状況であることがわかる。

特に足りないのは建設業で、この業種に限った有効求人倍率が6・69倍だった。実際に「大工さんが足りない」という話をよく耳にする。先日、私の勤務先でちょっとした雨漏りがあったのだが、修理のために職人さんに来ていただくまで数日待つことになった。

地域の人口を増やすためには、ここを訪れる人がどんどん増えてほしいところなのだが、ここでも矛盾が生じている。宿泊できる施設は、建設や除染作業関連の方々の長期滞在のために抑えられているような事情があり、予約が容易ではない。また、新たに家などを建築することを希望する人がいても、大工さんがいないので完成までにとても時間がかかる。

少し前に選挙と関連して首相が相馬市を訪問した。その時に、常磐道が東京方面に開通する時期の予定が、来年のゴールデンウィークの頃から３月に早まった。冒頭に述べた通り、もちろん私にとってそれは嬉しいことなのだが、「どこから作業する人を集めてくるのだろうか？」という疑問も思い浮かんだ。

相双地区の復興のためにすでに多くの作業員の方が全国から集まっている。そのなかには、当然体調を崩す方もいる。そのあたりの事情については、特に除染にかかわる作業員について南相馬市立病院に勤務している澤野先生が報告した。（澤野豊明「除染作業員の健康問題」）

私は相双地区における放射線の直接的な健康への影響は深刻なものではないと考える人間である。そして、それは政府の見解と沿ったものである。

しかしそうだとするならば、地域の健康や福祉を増進するための予算の配分が、除染に強く偏っていることは、いささか理屈が通らないのではないかと感じることがある。

「震災に関連した特別の新しい事業」を過度に行おうとすれば、すでに弱っている地域の体力に過剰な負担をかける可能性がある。それだけではなく、目立たずにすぐに結果は現れないけれども、地域の健康・福祉・教育・文化などを地道に底上げしていくような事業に、より多くの関心と資源が向けられるべきだろうという思いが最近は強まっている。

このような配分を適切に調整するのは、政治の働きだと考える。

今回の選挙を通じて、日本でより良き政治が行われるようになることを願っている。

原発事故被災地支援の倫理について

２０１５年４月

福島県には、福島のことを「フクシマ」とか、"Fukushima"などと表記されることを嫌う人が少なくない。地域の問題が世界的な課題となっていること、それが見知らぬ場所で見知らぬ他者たちの議論の題材となっていることを、受け入れ難く感じている。

福島の問題の難しさの一つは、原発問題に関心を寄せるような「意識の高い人たち」と、地元で生活している住民の多くの価値観や感覚とが、大きく異なっていることに由来している。この二つは、まるっきり正反対のように見える時すらある。

「意識の高い人たち」が抱いている空想と、その人々が福島にかかわる時に（無意識的に）抱いている願望は、次のようなものだろう。私は２０１２年に東京から福島県南相馬市に引っ越したが、これから書く内容は、その時に抱いていた空想の内容でもあることを、あらかじめ告白しておく。しかし私の考えは、その後に現地で３年暮らすあいだに、ずいぶんと変わったと思う。

「原子力ムラをめぐる空想」と仮に名付けよう。政府、電力会社、国際機関、大手マスコミ、大学などの学術機関と権威ある立場の学者や医者、大手企業、その協力企業などがつくり上げている「仲間たち」が、ズルズルベッタリと結びつきながら、表面ではキレイなことをいいながらも、裏ではあらゆる策謀を張りめぐらし、嘘と秘密で固めた上で、国土や国民を汚し、その富を奪い、危険にさらしている、そういう空想である。

そして「意識の高い人たち」が、福島の問題にかかわる時にさらに無意識的に連想しているのが、そのような嘘と秘密に乗せられていた住民たちが、真実に目覚めて「原子力ムラ」の人々に対して正当な抗議と闘争を開始し、やがて勝利を収めるというストーリーであろう。

外部から原発事故被災地にかかわろうとする支援者の一部には、この「偉大な闘争」において重要なポジションを占めることを無意識的に願っている人々がいる。そこにある微妙な傲慢さ（ナルシシズムの問題）が、現地の人々のこころには負担となる。

ここで考えを進めるためには、「原子力ムラをめぐる空想」が真実であるか否かを判定しなければならない。しかし、この判断は容易ではない。

私個人の考えを述べるならば、ここで空想されている内容は潜在的にいつでも現実になりうるものだと思う。そして、2011年の原発事故によって実際にそれは一部現実化してしまった。しかし、「原子力ムラ」と名指して諸悪の根源のようにこれを切り捨て、一方的に断罪してこれを攻撃するだけの姿勢は、この問題の解決にはつながらず、かえってそれを複雑化して解決をより困難にしてしまう。

適切な監視と干渉は必要である。部分的には対立や闘争も必要となるだろう。しかし、それを含みつつも、多くの人々が、原子力ムラの外部として、潜在的な原子力ムラの内部の人々と社会的な関係を続けていくことが、原子力ムラを原子力ムラとして堕落させずに、それを社会的な責任を果たしうる原子力産業として成り立たせるための、必須の条件であるように思える。

現実に、事故を起こした東京電力福島第一原子力発電所の廃炉の作業をやり遂げねばならないという問題がある。これは、「原子力ムラ」の人々の力がなければ、決してやり遂げることのできない事業である。

そして、その原発に近い所に暮らしていると、現場で働いてくださっている人々へは、素直に尊敬と感謝の思いが湧いてくる（東京電力という企業の社会的な責任を考える時に、現地で苦労している人々と、上層部の責任のある管理的な立場にある人々を分けて考える必要がある）。

東京電力が、地域の経済を長年支えてきたのは紛れもない事実である。何十年にもわたって、その存在が地域に恩恵を与えてきた。そのことをこころから感謝し、たとえ原子力発電所事故後に生活の基盤が奪われようとも、恩を受けた企業に仇をなすようなことをしたくはないと考える人々も、間違いなく存在している。

「意識の高い人」として現地に入った私は、そのような事情に大変困惑した。「恩を受けたことに感謝して、自分の分をわきまえて大きなことにはかかわらないようにし、不平や不満をいって他人を攻撃しない」のは、一見すると道徳的であるが、社会的な責任を負うことを実は回避しているのではないだろうか。地域の将来、つまり原発という産業にはもはや頼れず、農業や漁業も大きな打撃を受け、高齢化や医療や教育の立ち遅れという課題が山積している状況では、道徳的ではあるが受身的な姿勢を脱却し、批判精神を含んだ能動的な姿勢を身につける必要に迫られているのではないだろうか、そのような疑問を感じてしまった。

ある時期、地元の人々とどのようにかかわってよいのかわからなくなった。

今は、震災後でたくさんの復興関連の予算が投入され、人的にも多くの応援に恵まれている。だからこそ、将来を見据えて地域を構築していく戦略的な行動が必要なはずである。しかし、地元の人々の一部は、目の前の利益や名声に惑わされているのではないだろうか、そんな風に感じてしまった。

賠償金の存在が、さらに物事を難しくしているように見えることがある。

その額に差がありすぎることが、地域の分断を招いている。震災によって生活の基盤が失われて混乱している時に、急激にそれまで手にしたこともないような高額の現金を手にすれば、それを適切に管理できない人が出てくるのも必然である。「お金によっておかしくなってしまう」人もいるだろうし、「お金があるために変な人に狙われてしまう」ことも起こりうるだろう。

もちなれない現金をもった人が派手なふるまいをするのを見れば、それに周囲が反感をもつことも避けがたい。

私のそのような「意識の高さ」が、時には地元の人々をとても不愉快にさせ、イラつかせていることも感じ取れた。そして私は、ついに悟った。今の日本に暮らす人のなかで少なくない人々が、特に年配者の多くは、「原子力ムラ」として戯画的に描かれるものの現実を決して見ようとしないし、その帰結について反省することも責任を取ろうとすることもなく、そのなかにどっぷりと浸かりながら、それを批判する者には手厳しい報復を与える反応を死ぬまで続けるということを。

そして、私はそれを受け入れなければならない。その現実のなかに生きていくのが、今の時代に生きる日本人として適切なことであると思った。

そうであるとするならば、そのような人々とどのような社会的な関係を構築して生きていくのかを考えねばならない。

そして、そのためには自分の「意識の高さ」のなかにある傲慢さ（ナルシシズム）の問題に、直面しなければならない。

「原子力ムラ」と戯画的に描いたもの、受身的に体制のなかにどっぷりと無批判につかり、その枠のなかでより良い地位を得たいと望むようなこころは、どこかの他人のなかにだけあるのではなく、自分のなかにこそある。その受け入れたくない現実を、他人に投影しているだけなのかもしれないのだ。少なくとも、今の日本に暮らして物質的に豊かな生活を享受しているものは皆、「原子力ムラ」の恩恵を受けてそれを支えている一部ではないだろうか（あえていうのならば、私たちは皆、被害者であるのと同時に加害者でもある）。

「意識の高い私」は、傲慢にも自分が主体的で能動的であり、将来を考えていると高ぶり、「原子力ムラ」に社会的・経済的にのみ込まれている人々を受動的で現在にのみ拘束されていると見下すかもしれない。しかし、見方を変えれば逆である。

「福島の問題」は第一義的には福島の現地に暮らす人々の問題である。たとえ外から見て依存的に見えても、地元の人々が必死に何十年と生きていたなかで、主体的につくり上げてきた生活である。それを他人が簡単に批判することや、貶めることはできない。

逆に、支援者や評論家とは何だろうか。私を含めてそのような人々は、自分の人生に主体的にかかわるのを避けて、福島の問題に自分の問題を託して扱おうとしているのではないだろうか。少なくとも、私は自分が日本社会とのかかわり方がわからなくなっていたことを、「南相馬市を支援する」と称して、何とか解決しようとしていた。これはしかし、「他人の褌で相撲を取る」依存性、もっといえば剽窃ではないだろうか。

以上を踏まえて、私は原発事故被災地における支援者の倫理は、次のようなものであると考えるようになった。

地元に密着しすぎてのみ込まれるのでもなく、批判的に攻撃するのでもない。

他の誰でもない、公共の高い理念でもない、自分が自分としてちゃんとするように努力を続けること、その上で現地に留まり、適切な社会的な関係を周囲と構築していくこと。

つまりナルシシズムを克服して自我を適切に確立することを、不断に求めていく姿勢こそが倫理的なのである。

国土の喪失の否認について

２０１５年５月

２０１１年３月に起きた東京電力福島第一原子力発電所事故の本質は、日本人が豊かな国土の一部を失ったということである。その原因は、私たちが強力な科学技術を、適切に管理・運用できなかったことにある。

政府や東京電力と被災者の関係、被災者間の関係などが話題となることが多い。それらが重要な話題であることはもちろんである。しかし、日本人と日本の国土の関係という観点からの議論が少なく、一度この問題について考えてみたいと思った。

私の意図は心理学的なものである。復興は、技術的な営みの積み重ねのみによって果たされるとは思わない。こころが整うことが必要である。たとえば、無意識的な否認が生じているのに、それに気がついていない心理状態というのは頻繁に出現する。その場合には、自分では理性的に冷静に思考しているつもりであっても、何らかの現実の歪曲を行っているために、問題に対して適切な働きかけを行うことが困難になる。人々のこころが整い、そのあいだに本当の一体感が生じることが求められている。しかし、現状はそこから遠い。

日本人論にはさまざまなものがある。和辻哲郎が典型的であるが、そのなかで日本人というものを日本の風土と結びつけて論じるものが、一つの強い主張となっている。豊かで湿潤なモンスーンの気候は、自然と対立するよりは、それを受け入れる精神性を育んだ。日本人が自己を理解する仕方は、どうしようもなく日本の風土とその内に暮らす生活のスタイルによって規定されている。

私は東京で生まれ育った人間である。そして2012年から福島県南相馬市に暮らしている。もちろん、震災の影響の大きさに圧倒されるような出来事が多かったが、少しずつ他のことにも気がついた。つまり、震災によって失われた生活を嘆く人びとの言葉から浮かび上がってくる、以前の豊かな地域の生活である。

自然の恵みはどうしようもないくらい豊かだった。米も野菜も果物も。野山のキノコも山菜も、牛のように飼育されたものも猪のように野生するものも、さまざまな魚介類も、当たり前のようにあった。釣りや野山の散策を趣味にして楽しんでいた人が多く、放射線への恐れからその機会を失った人が多い。福島県の浜通り地方は、気候も温暖で雪も少なく、大変に暮らしやすい気候である。

「除染」には、表土を剥ぎ、草木の枝を切り落とす作業が含まれている。これは、場所によっては、何十年もかけて豊かにしてきた田や畑の土を捨てることであり、家族で楽しんだ庭の果物の枝を諦めることでもある。そうして出現した「放射性廃棄物」は、黒い袋に入れられて、迷惑物質のようにどこかに運ばれる。地元の人が直接このような作業に従事した場合には、こころの負担が生じる。

それでも地域の農業を再生したいと願い、必死に努力している人たちがいる。地道な努力が積み重ねられ、測定される放射線の量が少ないもののみが市場に出る体制をつくり上げている。しかし、その過程で諦められたものも少なくはない。

地域でうつ状態となった人から、よく聞く嘆きは「草刈りができない」である。自分の土地で草刈りがちゃんとできずに、周りの人から後ろ指を指されることは、地元の人にとって大変につらいことだ。豊かな風土があり、それを放置せず、そこと一体化して丹精に手をかけ続ける、そのような生活を何十年も続けてきた。

しかし、震災前から変化は訪れていたようだ。専業農家は減り、現金収入の良い会社勤めも行いながら、兼業農家として生きている人々の割合が増えていた。

震災後の変化は急で激しかった。大きな家でのびのびと大家族で暮らしていた人が、突然に「放射線」などといわれながら、仮設住宅に暮らすようになった。「認知症が進行した」ということで、病院に連れてこられた人がいた。確かにその通りで、徘徊なども出現していた。「徘徊」の内容が、原発事故で警戒区域に認定された人が、何キロメートルも歩いて自宅に戻ろうとするということもあった。

ある南相馬市民の言葉を紹介したい。「『身土不二』という言葉がそれを端的に表しています。大地を奪われたという喪失感は多くの人にうつをもたらしていると私は思っています。少なくとも、地震にも津波にも直接的被害を受けなかった私が絶望を感じるのは、自分を包んでくれていた目の前の風景が隔てられてしまったという気持ちからです。東京の人には自然とのつながりはなかなかわかってもらえないかもしれませんね。私自身さわれなくなった自然を体験して初めて身土不二を実感したのですから。肉身を亡くしたような、なんともいえない喪失感として」。

小論のテーマは、原発事故によって起きた国土の喪失という現実への否認を扱うという、心理学的なものである。

「喪失体験」「悲嘆」への対応は、震災後の「こころのケア」において、最重要テーマの一つである。そして、本当に重要な喪失が起きた時には、何らかの否認が最初に働く。この点について、日本人全体の大きなこころの流れで見た時に、喪失を喪失として見ない、表面的な復興についての気分をつくることで物事を終わらせたいという否認の心性が、強く働いているように思える。

なぜ否認が生じるのかというと、自分のなかに引き起こされる怒りや罪悪感・恨みや妬み（羨望）、悲しみと無力感などの感情に直面する準備ができていないからである。もし、職業的な「こころのケア」の専門家が求められるとするならば、それを受け止められる安全な空間をつくり出すことである。理想的な場合には、それを超えて悲しみや抑うつを体験し、ゆったりと時間のなかでそこから回復し、現実との新しい関係の再建が果たされる。

残念ながら、そのようにはなっていない。目まぐるしい現実に翻弄され、自分のこころを省みる余裕もないままに忙しく復興のために働いている人々が、少なくない。抑うつや悲嘆のなかに暮らす人も、以前のように周囲とのつながりを感じることができず、将来への希望がもてないままに過ごしていることが多いようだ。

悲しいことに、処理されていない無意識的な怒りや罪悪感・恨みの感情は、意識的に制御されない形で、目立たない所で、弱い所にぶつけるような形で出現してしまうこともある。怒りや恨みが、他者の思惑によって政治的に利用されやすい状況も、こころの健康のためには望ましくない。

そのような時間を過ごしながらも、回復していく人もいるし、停滞してしまう人もいる。その差が生じる原因を明快に論じることは困難だ。

しかし、心理学的には「喪失の否認」が、こころの回復を妨げると考える学説がある。フロイトに「喪失とメランコリー」と題される論文がある。それによると、失われた対象が、あまりにも密接に一体化していた場合に、悲嘆の反応が十分に進まずに、病的なメランコリーが出現するとされる。

確立された自我をもつこころは、失われた対象が自分そのものではないことを理解している。したがって、重要な喪失の後には、世界が空しくなったように感じるが、やがてその現実の受容にいたる。

本当に自分のこころが一体化しているものを失った時には、それが失われたことに気がつくことすら困難となる。世界がそのままで、自分が弱くなったような、空しくなったような感覚に取り憑かれる。無性に怒りや罪悪感が生じるようになり、それが癒され難い。生じた攻撃性が他者に向かえば暴力や暴言となり、自分に向かえば最悪は自殺にいたるような自己破壊的な言動につながりやすい。

だから、安全に守られた個人的な空間においては、喪失の悲しさを体験することも重要となる。それは、新しい現実の再建に向かうために、また、無意識的な怒りや罪悪感にとらわれる害毒を減らすために、必要なのだ。

喪失を否認したまま、失われたものを以前の姿そのままに取り戻そうとする営みは、残念ながら成功しがたい。

しかし、失われた対象との一体感は、そう簡単に批判できるものではない。

それを尊重して愛することができるのは、フロイトのような西洋近代的な知性が見失ったことでもある。ここは、日本文化の本質をめぐる、深い哲学的な洞察が求められる部分だ。

原発事故後に、心理臨床家のあいだでは「あいまいな喪失」という言葉が語られる機会が増えた。放射線の影響は、直接には目に見えない。家は実際にあるのに、そこに戻れるか戻れないかが不明な状況が続く。延々とはっきりしないままに待たされる。気持ちを切り替えて、さまざまな感情を明確に経験して、喪失にまつわるこころの動きが生じないままに、時間が過ぎ去り、静かに事態が進行していくことをなす術もなく見つめることを強いられる。これも一つ、苦しい被災地のこころの現実である。

何も解決策を私は提示できない。

一緒に悲しむことができるとしたら、それが心理臨床に従事する私にとって、できる最善のことと思える。共感と訳される英語の compassion は、情緒を、苦難を、ともにすることというのが元来の意味だ。

それでも、南相馬で見る夜の星空は美しい。震災前から、変っていないそうだ。

2015年7月

コロナイゼーションの進展としての東京電力福島第一原子力発電所事故対応

現代の日本社会で一番深刻化している病理は、プライドとつまみ食いである。

プライドも、オモテに出ている実績や何らかの能力や所有物についてのプライドであれば、そこには見るべきものがある。しかし実際にはプライドが高いのに、オモテではまるで謙虚であるかのようにほとんど自虐的にふるまい、ウラで自分がつまみ食いできるパイの確保と拡大に徹底的にこだわるようなプライドの高さが、次第に高じてしまっている。

オモテで流行している理屈や綺麗事には口先の賛意を示すが、こころの底ではあらゆる論理や徳目を軽蔑して憎悪しているかのようだ。合わせるふりをしてその精神を殺す。そして、本気になるのは、ウラで展開される寝技や腹芸で自分たちの既得権を確保して拡大していく時だ。そのためには、オモテの名目には、それを見下していることを周囲に知られないギリギリで、なるべく軽くだけかかわることがよいと考えている。

日本社会は、２０１１年に東京電力福島第一原子力発電所の事故を経験した。

その後の対応として行われたことには、部分的には顕彰されるべきすばらしい面があり、英雄的に頑張った（頑張っている）人々がいたが、全体としては残念な展開をしている。私はそれを、社会学者の開沼の言葉を借りて「コロナイゼーションの進展」と呼びたい。

本論の考察を進めるために二つのテキストを参照する。一つは、経済学者の野口悠紀雄による『１９４０年体制―さらば戦時経済』である。本書によれば、日本においても１９４０年代以前には企業では英米型の株主優先の会社、非終身雇用、直接金融が中心であった。それが、１９４０年代に太平洋戦争における総力戦に向けて金融システムも整備されて戦時経済に移行した。

「間接金融」という国全体のお金が一回は中央に回収されて、それから国策に則って分配される、という仕組みになった。１９４０年代以前までは、何らかの事業を行いたい人は、その事業ごとにお金を集める方法（直接金融）が日本でも主流だった。それが間接金融というシステムで動く社会になると、日本社会を単一のシステムとみなして、そのなかで格上とみなせる位置を占めることが、個別の事業の内容に精通している以上に、資本を含めた多くの富の分配を期待できる社会体制となった。

私はよく「日本的ナルシシズム」という言葉を使うが、これを個人の病理の水準で考えた場合に、少なくとも短期的には、野口の語る「１９４０年体制」にもっとも良く適応した生きた方ということになる。この場合に、日本人が想像上で共有している格付けのなかで上位を得ることが何よりも重要となる。個別の経験を深めることも大切だが、むしろそれに深入りし過ぎないことも、上を目指すためには必要であると考えられるようになる。

そして、これが病理的な水準に達すると、「目立つおいしいところはきちんと立派に仕上げるが、それ以外はなるべく手抜きをして、もし何かあれば責任は誰かに押しつける」ということになる。偽装が起こりやすくなり、面倒なことには必死にかかわらないで逃げる姿勢を身につけるようになる。集団の空気にそぐわない言動を行うことは、社会のなかの自分の格付けを下げるリスクが高いので、なるべくそのようなことにならないように細心の注意が払われるようになる。

やはり注意するべきなのは、この体制が戦争を遂行することを目的につくられていることである。戦争の目的は、古典的には何かを打倒してそれを支配下におき、その対象を搾取できる植民地にすることだった（植民地化：コロナイゼーション）。第二次世界大戦が終了した後も、日本では現在まで１９４０年体制が維持されていると考えられる。それでは、戦後に打倒して支配すべきコロナイゼーションはどこに求められたのか。

本論で参照する二つ目のテキストは、社会学者の開沼博による『フクシマ論―原子力ムラはなぜ生まれたのか』である。開沼はその著書のなかで、「原子力ムラ」が成立した背景を、国家を単一の価値観でまとめあげて総力戦体制をつくり上げ、戦争や経済発展を求め続けた日本という国家の近代の問題と結びつけて考察した。「コロナイゼーション」を不断に遂行することが国策であり、それが実現している姿が国体だった。開沼はこのような統治システムが高度化していく過程を、３つの段階に分けた。

最初が、「外へのコロナイゼーション」で、戦前の１８９５年から１９４５年までである。次が、１９４５年から１９９５年までの「内へのコロナイゼーション」だった。外国に植民地を求める活動は太平洋戦争における敗戦によって継続することが不可能になった。しかし、「植民地」を求めて止まない社会構造は、日本国内の沖縄などの地方に、それまで外地の植民地が担ってきた機能を求めるようになった。福島などに原子力発電所が設置されたのも、東京などの都市部に電力を供給する役割を負わせつつ、事故などが起きた時のリスクを一方的に原発立地に押しつけるコロナイゼーションの問題と結びついていた。

そして３つ目が、１９９５年以降の「自動化・自発化されたコロナイゼーション」だった。地方が原子力発電所を引き受けることには、交付金を自給することによって苦境にある故郷を支えるというメリットももちろん存在する。そこには問題もあるが、メリットもデメリットもある政治的・経済的問題として当事者が熟考したうえでの判断ならば、それは少なくとも精神科医が口をはさむような問題ではない。しかし現実的な検討能力を欠いたまま、原子力発電所は絶対に事故を起こさないといった「安全神話」を共有し（これは現実の重大な否認だった）、自分たちがつくり出したそのような虚構を、原子力発電所を押しつけた方も押しつけられた方も本気で信じるにいたる場合、それは病理的な精神現象である。

私も、そのような安全神話を共有していた日本人のなかの一人だった。このようなナルシシスティックなこころは、自分たちが想像上で共有している内容を、現実が示す危険性の徴候よりも優先する傾向が強くなる。開示されている資料からは、東京電力などが、津波が起きた場合の原発の安全対策について軽視していたことがわかる。

私は、2011年の事故をきっかけに日本社会は変わるべきだと考えた。野口が1940年体制と呼び、開沼が内なるコロナイゼーションと呼ぶものに対応する心理・社会体制を私は日本的なナルシシズムの現れとみなしている。これへの真剣な反省が行われるべきである。

しかし、2011年以降に現実に日本社会で進んでいるプロセスは、むしろ「コロナイゼーションの進展」と思えるような出来事である。震災から4年が過ぎた時点でも、避難を継続している人は約23万人いると考えられ、震災関連死と認定された人は福島県だけで1、900人に迫ろうとしている。しかしそうであっても、この社会・心理システムは無謬であり国民からの全幅の信頼を要求することが当然であると主張するかのような姿勢は一貫し、ある面ではさらにそれが強化されている。

私は2012年4月から福島県南相馬市に暮らしているが、強い違和感をもったのは、賠償金の取り扱いだった。通常、災害に遭った人々が賠償を行う場合には、次の3つの方法のなかのどれかが選ばれる。（1）東京電力に直接請求する、（2）原子力損害賠償紛争解決センターに和解の仲介を求める、（3）裁判所に訴訟を提起する。しかし請求にかかわる労力などを考慮すると、ほとんどの場合に1が選択される。

私は本職が精神科医なので、いろいろな出来事の心理的な影響を考える。今回の事故後に被災地で賠償請求を行う場合には、被災者の多くの方が、東京電力の指定する書式で請求し、その可否の判断を東京電力から伝えられることになる。この場合に、被災者は東京電力に怒りを向けながらも、全体としては事故後においても東京電力の影響力・支配力の大きさを体験してしまうのではないだろうか。社会的な葛藤解決において外部性・第三者性は、ほとんど導入されていない。2、3の方法を選択する人が増えているのは、私には望ましいことと思える。

賠償金の払い方に極端な差をつけていることの問題も大きい。このことが地域のコミュニティの分断を招き、少なくない被災者の方々に「地元の人間同士で話ができなくなった」という思いをさせた。これは、大地震・津波・原発事故、その後の避難生活などの困難を耐えている人々の上にさらにつけ加えられた、深刻な精神的苦痛を増す要因となっている。

あまりに露骨だ。「原発事故の影響はほとんどないから、現在も廃炉の作業を行っている福島第一原子力発電所のできるだけ近くまで、とにかく帰還を目指すように」という方針を受け入れてその方向で努力する人には、多くの賞賛と応援が与えられる。そうではなくて、自主的に避難を行っている人への支援は、はるかに少なく、その差が顕著なのだ。

賠償金の運用については、他にも細部にわたってさまざまな問題があるが、一人一人の被災者に寄り添ってその生活の再建を援助するというよりも、オモテでは声高に主張されない国の方針に、金の力で誘導するような方向性が目立ち、現地の生活はまだ混乱したままである。個人の水準では、自ら自分の人生を切り開こうとする自我の力の芽生えは足を引っ張られたり搾取されたりして、日本的ナルシシズムの病理に沿ってそれを進展させるようなふるまいが報われやすい状況が続いている。

やはり目立つのは、除染の問題である。さまざまな社会的な葛藤が未解決な被災地だが、「とりあえず除染をする」という点では行政と被災者のあいだでの合意が得られやすい。他の社会的な葛藤が未解決なままで、この部分だけが国策として進むと、どのようなことが起きるだろうか。環境省が設置している除染情報サイトのホームページによれば、特措法の施行のための予算（環境省要求分）として、２０１１年度第３号補正予算において２、４５９億円、２０１２年度当初予算において４、５１３億円、２０１２年度東日本大震災復興特別会計特第１号補正予算において１０４億円、２０１３年度当初予算において６、０９５億円、２０１３年度第1号補正予算において８０４億円、２０１４年度当初予算において4、９２４億円が措置されている。この合計が1兆８８９９億円だった。

もちろん、これが必要な事業であることは理解できるが、やはり莫大な額である。そして、地域で生活していて実感するのは、地元の復興のために必要な対策は除染だけではないということだ。たとえば、震災後の混乱のなかで、元来から脆弱であった医療・介護・福祉の体制も大きな影響を受けた。一時休業を余儀なくされた施設が多数存在し、医師や看護師として地域で働く人の数は減少した。南相馬市に暮らす人は震災前で7万人以上だったが、現在（２０１５年）は5万人前後とされている（注：２０１９年1月1日現在、５４、３１８人）。

放射線の影響を警戒して避難を続けている人は若い世代が多いため、65歳以上の人が占める人口の高齢化率は２０１１年３月で２５・９％だったのが２０１４年1月で３３・２％に上昇した。震災後に避難生活の影響もあって認知症を悪化させた高齢者が増えたが、それに対応する医療・福祉の人員は大幅に不足している。特に、日本社会での格付けが低く抑えられ、低めの報酬に甘んじてきた女性の看護師・介護師の待遇を改善させようという動きは、行政からも地元からもなかなか活発化しない。

そもそも、医療・福祉の分野だけではなく町全体に働き手が不足している。建築業を中心に活発に行われている震災からの復興事業に関して、２０１４年10月に相双ハローワークが発表した建築業の有効求人倍率は、６・６９倍だった。地元では、「大工さんが足りない」ということがよく話題となっている。住民のなかの思いの強い人は、過労な状態が続いている。

除染などの作業のために県外から来て県内で作業している人は、福島県全体で1万6千人という話もある。南相馬市内でも、あちこちに作業員の宿舎ができたし、食堂や居酒屋は本当に作業員の方で賑わっている。大多数の方が非常に真剣に地域の復興のために必要な作業に従事してくださっているが、地元では地域の治安が悪化したという噂を聞くことが増えた。実際に私の知り合いから、「自宅の近くに作業員の宿舎ができて、たくさんの見知らぬ男性が出入りしている。だから、他地域に避難させている孫娘を自宅に呼び戻すのを諦めた」と聞くことがあった。そうなってくると、何のために除染をしているのかについて疑問を抱いてしまう。

その作業員たちも守られていない。見知らぬ土地で暮らして慣れない作業に従事し、地元の人々から疑いのまなざしを向けられていたら、息抜きすることすらできないだろう。地元の病院では、こういった作業員たちの受診が増えている。ひょっとしたら、もとからきちんとした健康管理がなされていなかった人々が多数、作業のために連れてこられているのではないかという印象をもつ地元の医師は少なくない。（澤野豊明「除染作業員の健康問題」）

廃炉のために福島第一原子力発電所で働いてくれている方々を含めて、こういった作業員たちがいくつもの企業が中間に入って斡旋されてくる労働環境は現在も変化していないようだ。したがって、当初設定された報酬よりも、本人たちが受け取れる額は減っている。

ここまで読んでくださった方ならば、本論のタイトルを「コロナイゼーションの進展としての東京電力福島第一原子力発電所事故対応」として、冒頭に「現代の日本社会で一番深刻化している病理は、プライドとつまみ食いである」と述べた意図を理解していただけるのではないだろうか。

最近の新国立競技場をめぐる話題を聞いていると、私は「自動化・自発化されたコロナイゼーション」は、東京が東京を食い散らかしているのかな、と感じた。さすがにこんなことを続けていると、将来的に日本の財政は大丈夫なのだろうかと心配になる。

ちなみに、私がこのようなことを考え始めたきっかけは、精神科のうつ病臨床だった。攻撃性と支配欲を向ける市場としての外部を失った優秀な企業戦士が、攻撃性を内向させてうつ病になった時の心的風景は殺伐としている。自分がコロナイゼーションを推進する主体なのだが、同時に自分がコロナイゼーションを仕掛けられる植民地となっている。自分の一部がサディスティックに自分を責めさいなみ、自分の一部が主体性を失わされてマゾヒスティックに攻撃にさらされている。

このようなことは、変えて乗り越えていくべきだろう。

悪いことばかりではない。震災の復興を目指して福島県の地元で起きているできごとは多様だ。「コロナイゼーションの進展」として理解できるものがすべてではない。私は、その部分を愛して、そこに希望をもちたいと思う。

2016年2月

福島の子どものメンタルヘルスに思う、日本における自主的な思考の重要性

「自分は将来ガンになって死ぬのに違いない」

「私は、将来妊娠をしても奇形の子どもしか生むことができないのに違いない」

原発事故被災地には、そのような深刻な悩みを抱えている子どもや思春期の生徒がいる。もちろん、いつも悩んでいる訳ではない。普段は活発に、勉強や遊びに没頭している。しかし、一見明るい様子の奥に、深い恐怖や不安が存在しているのを、私たちが知ることがある。

この話から、二つの逆の反応が起こりえるだろう。「子どもをこのように苦しめる原発は許せない。事故を起こした原発の近くに住むことは許されず、それだから即刻避難地域を拡大するべきだ」という意見と、「反原発派が、放射線による健康被害を過剰に喧伝することで、風評被害のような心理的・社会的な悪影響が強く起きている。だから、そのような発言を止めさせるべきだ」という意見である。

私は2012年の4月から、事故を起こした東京電力福島第一原子力発電所の北25キロメートルほどの福島県南相馬市に暮らしている。2011年の東日本大震災の時には、東京に暮らしていた。もともと、原子力発電とそれを支える社会や産業の構造に批判的な意見をもっていた。今でも基本的にそうであるが、こちらに来てから、地元に留まって地域の再興を目指すことを選んだ人、留まる以外の道がなかった人たちに寄り添うことを通じて、考えが変わった点も多い。

私は東京大学で医学と自然科学を学んだ。そして、今回の事故後に報告されている調査結果などが示している内容からは、直接的な放射線による健康被害は軽微なものに留まることが予想できると解釈した。たとえば、福島県内で行われたホールボディーカウンターによる内部被ばくの調査では、「非検出」とされる住民がほとんどだった。（たとえば、下記の論文を参照のこと Internal radiocesium contamination of adults and children in Fukushima 7 to 20 months after the Fukushima NPP accident as measured by extensive whole-body-counter surveys. http://www. ncbi. nlm. nih. gov/pmc/articles/PMC3669733/）

これは、チェルノブイリの状況と異なり、事故後の日本では食品流通の管理が行き届いてなされ、相当程度に内部被ばくが防がれていることを示している。

福島県で現在まで避難生活を送っている人は約9万8千人で、震災関連死は2、000人に迫る勢いである。避難生活が長引くことや、さまざまな人間関係の変化や社会的・心理的な葛藤に巻き込まれたことが、間接的かつ複合的に住民に与える影響は甚大である。糖尿病や認知症などの慢性疾患が悪化するリスクは確かに高まった。現地にいた多感な子どもがどのように感じていたのか、それが今後どのような影響を及ぼすのか、予想もつかない。

たとえば、避難地域にあった学校の生徒のなかには、一度も本校舎を利用せずに、仮設校舎に入学して卒業したような中・高校生もいる。放射線による直接的な健康被害が軽微なものだとしても、原発事故の破壊的な影響はあまりにも明白であり、原発についての根本的な見直しを行わずにそれを再稼働させるというのは、決して受け入れられるものではない。

事故前後の政府の対応に問題はなかったのか。事故当時の風向きの予想が伝えられずに、不必要な被ばくを強いられた人がいるのではないか、など疑問はつきない。

政府は性急に日本国内での原発の再稼働を進めようとしているが、そこに福島の事故の教訓を生かそうとする姿勢は乏しい。そもそも、東京電力福島第一原子力発電所事故が起きる以前から、津波によって事故が起きるリスクについて認識されていたのにもかかわらず、それが事業所と監督官庁によって放置されていたことが指摘されている。

一方で、検察によって東電の旧経営陣は業務上過失致死傷罪について強制起訴されているものの、現時点ではどのような結論が裁判所によって下されるのかは不透明な状況である。

原発を推進・維持したい立場の人は、日本経済が原発に依存していることを示し、経済が私たちの生活に占める重要性を強調する。私は、その主張からも、一定の説得力を感じる。即時の原発の全面廃止は難しいのかもしれない。しかしそうであったとしても、事故のリスクを含めて原発が経済的に有利であることが示されねばならない。現場で見ていると、福島の原発事故で起きた損失は甚大である。

まず、多くの豊かな国土が汚染され、安心して立ち入れない場所、海・山の幸を無造作には受け取れない場所になってしまった。多くのコミュニティが破壊され、そこに伝わっていた文化も危機に瀕している。賠償金や除染・復興関連の建築などに使われている費用は甚大である。その後の放射性廃棄物の管理コストも含めて、原発を推進・維持をしたい立場の人はその経済的な正当性を示すべきだ。

このように私は考えているのだが、原発をめぐる議論になると、「直接的な健康被害」を認めないと原発を推進したい立場で、それを否定すると反原発であると決めつけるかのような感情的な反応が横行しており、正直、当惑している。

今回の原発事故では、日本人の精神性がチャレンジを受けている。私たちは、集団に合わせることが美徳であると教育されてきて、自己責任によって判断することに慣れてこなかった。事故前に、ほとんどの日本人が「安全神話」という原発は絶対に事故を起こさないという内容を、根拠なく信じていたことには真剣な反省が行われるべきである。

その意味で、反原発運動は、全体の考えに自分の考えを全く一致させるだけではなく、自分たちが学んで判断しなければならないことについての自覚をうながす、日本人の精神性における重要な意味を担っていたはずである。しかし、反原発運動は現在の日本では停滞している。その要因の一つは、この運動にかかわる人の一部が、福島での事故後に現地の人々への礼儀と配慮を欠いた、根拠の乏しい攻撃をくり返したことにもあると思う。

「政府や権威のいうことを無条件に信じる」を「政府や権威のいうことに無条件に反発する」という反対の極端に転換させるだけの誤謬に、一部の反原発運動は陥っていると思う。これでは結局、自ら学び、自ら考え、自ら決断することの責任を回避していることになり、これまでの態度とのあいだに差をつくることができない。

それなのに、自分たちだけが倫理的な高みに立って、実際に現場で動いている人の粗探しと攻撃ばかりを行っている印象を、国民に与えてしまったのだ。

日本全体における原発をめぐる思考の停滞を反映するかのように、現在の復興関連の事業では除染に使われている費用が突出して多い。とりあえず「除染を行うこと」は、どの立場の人からも強い反発を引き起こさないからだろう。

しかし、地域の復興を考える立場からは、もっと医療や教育・福祉に関する人件費にも予算を投じてほしいという思いが強い。たとえば、私が暮らす福島県の相双地区には、児童精神医学の専門家が一人もいない。すぐに目に見える成果は少ないだろうが、安易な判断や介入を行わずに、さまざまな感情や葛藤をそのままに受け止めて、そばに寄り添ってもらえることが、被害を受けた人々には必要不可欠な時期もある。

このように複雑な社会情勢のなかで、子どもとコミュニティを守るためには、良識と専門的技能を兼ね備えた人材が一定数地域のなかに確保されることが必要である。その場合に、「専門家が足りないのは福島だけではない」という反発が予想される。その通りである。日本中で、成果がすぐに目に見える事業ばかりではなく、長く時間がかかる人材育成やコミュニティの維持・発展のための投資を増やすべきなのだ。

福島に関する問題点の一つに、現地から自主避難を行っている人々への政府からの保護や賠償が少ない点が指摘される。このことが、福島の現地にいる人と避難した人とのあいだでの、コミュニケーションが円滑にいかないことの要因の一つとなっている。現状の予算配分は、自律的な判断を行った人々に報いるところが明らかに薄い。やはり、全体に合わせることの方が報われやすい社会構造になっているのだ。

しかし、そのような方針では、放射線のリスクについても、周囲の空気を読んで安全か危険かを論じる姿勢ばかりが強まり、自律的な判断を行おうとする精神は育たないだろう。賠償金などに依存する態度が強まるかもしれない。その場合に住民が主体的に地域の課題に参加する態度は期待できず、今後何十年も続く原発事故後の複雑な問題に十分に対応できなくなる恐れがある。

原発事故と関連した複雑な課題、それだけではなく、私たちが出会うであろうさまざまな問題に対応するためには、一人一人が自ら考え、責任をもった判断を積み重ねていくことが必要である。大人が考えない国では、子どもが考えるようになることもないだろう。

しかし、希望をもとう。このような悪循環は、国民一人一人が意識的にあることで、止めることができるはずである。

福島の子どもたちには、その傷ついた感情を受け止められ抱えられることと、自律的に考えて判断することが評価される環境の、両方が必要である。そのことを通してこそ、子どもたちは自分の周囲の困難な課題を引き受けてそれを乗り越えていく気概と能力を身につけていくだろう。

福島から横浜に自主避難した中学1年生男子がいじめられたことの報道について思う

２０１６年11月

痛ましい話なのだが、ある意味であまりに典型的なことに思われて、なかなか言葉をあげる気になれなかった。あるいは、自分でも自分が同じことばかり書いていることに、いささか食傷気味になっていたのかもしれない。

しかしそれでも、同じことがくり返し起こるのならば、同じことをくり返し語ることにも意味があるだろう。

２０１１年に起きた東京電力福島第一原子力発電所事故には、日本の心理社会的な構造が、非常に色濃く影響している。そして、これと関連したものを子細に見るのならば、日本人が無意識的に規定されているものが明確になってくる。

この構造の一番の問題点は、本当に重要な点についてまともに考えないことであり、したがって明確な決断にいたることがなく、そして決断に関与した自覚がないので誰にも責任という意識が生じないことである。

思考と決断の不在・責任の意識の欠如は、次のようなカラクリで隠蔽され、個々人の意識のなかからは排除される。日本的な集団や組織・個人は、個別の問題を解決するための作業機械へと変換される。忙しく機械として働くことで、葛藤や全体的な世界観が不在であることの不安はなだめられる。具体的な成果が目に見えること、そして仲間内で賞賛を交換することでこの努力は報われる。統合的・全体的な思考は見下される。

私の仕事は精神科医なのだが、この数年、加速度的に人のこころが変化していることを感じている。その一つは「自分で考えること」への耐性の欠如が、年々ひどくなっていることだ。つい10年くらい前であっても、心理面接の場面で、本人の無意識的なものが現れているような事柄を示唆して「自分で考えてみるように」とうながすと、それに真面目に取り組もうとしてくれる人の数は、もっと多かったように思う。

しかし最近は、「具体的な助言をしない」私の落ち度であると、逆に責められることが増えた。そのことにも一理はあり、また私の方もそれに慣れてきたのであるが、それだけでよいのだろうかという一抹の不安は残る。

集団全体として解決されていない葛藤や不安がある時に、それは弱い立場の者へと向けられやすい。その無意識的・前意識的な不安を刺激するような対象が、スケープゴートとして選ばれる。

矛盾や葛藤の現場に投入された者は、どんな行為を選択しても、複数の矛盾する立場からの要請のすべてに応えることは不可能である。

しかし全体は、つまり全体に属する個人は自らの判断を放棄して全体に同一化することで、自らの不決断の責任を意識することもなく、起きていることの問題を、現場に巻き込まれた個人の問題へと変換し、その人物を批判し攻撃することで、その問題の解決に寄与した気分になれる。少なくとも、日常のムシャクシャを発散することはできる。

そして、その構造の渦中にある対象が、何らかの金銭や名誉を手にしているとなると、そこに強烈な羨望と攻撃性も混ざってくる。福島の原発事故に関連した話題では、賠償金の問題が、この件にかかわる人々の心理的な課題を複雑化し、その解決を困難にさせている。自主避難をしている人々への賠償はきわめて薄く、他の援助も少ないのだが、羨望などの無意識的な感情は不条理で、そういったことについての分別も失われている。

この構造が、不正であり、不公平であり、全く機能しないものであるのは明らかだ。

私たちは、原発をどうするのだろうか。

原発事故が起きたこととの責任を、どのようにしめくくるのだろうか。

その課題について日本が全体として明確に思考することも、責任をともなう判断にいたることも、5年以上が経過してもまだ、なされてはいない。

個別の課題についての議論は盛んになされるが、全体の決断を志向しているものは少ないように思われる。すでにくり返し語られたようなことを、さらにくり返して、無難な道徳的なお題目の共有・確認に終わるのならば、そのような議論自体があまり顧みられなくなったとしても不思議はない。皮肉すぎる見方かもしれないが、たとえば放射線の健康影響の細かい数字にこだわり過ぎることも、全体について思考することを回避するための心理的防衛として働いてしまっているかのように見えることもある。

起きた出来事を、確認したいと思う。

原発事故後に福島から横浜に自主避難した中学1年生が、同級生からいじめを受けた。「賠償金があるだろう」と金銭を要求され、総額150万円ほども取られていた。「福島の人は、いじめられると思った」とも感じた。不登校があり、「死にたい」と思ったこともあったという。いじめがあった当時に在籍していた小学校などに相談したが、適切な対応を取ってもらえなかった。

私たちの社会は、この13歳の子どもに、多くのものを背負わせ過ぎている。

学校や教育委員会の問題は検証され、適切な対応がなされるべきである。しかし、そこだけにすべての責任を求めることも、私には疑似解決に思える。別のスケープゴートをつくっているだけだ。実際、もし自分がその生徒を担当する教諭であったとして、どこまでのことができただろうか。

目立つような成果は、すぐには出ないだろう。しかし、私たち一人一人が、それぞれの立場で、「原発事故が起きたこと」についての責任を果たしていくことを新たに担い、そのことを思い考え行動することを続けていくことが、必要なのだと思う。

私は当事者となった13歳の小学生の言葉から学びたいと思った。

「いままでなんかいも死のうとおもった。でもしんさいでいっぱい死んだからつらいけどぼくは生きるときめた」

子どもたちは、本当に、私たちの社会の希望だと思う。

原発事故から6年、都合の悪いことを黙殺し続ける私たちの「病理」

2017年2月

ある老医師の「戦死」

２０１６年12月30日、福島県広野町にある高野病院の高野英男院長が火事で亡くなるという痛ましい事件が起きた。享年81。高野病院は２０１１年に事故を起こした東京電力福島第一原子力発電所から22キロメートルの地点にある。

震災後は、病院にただ一人残った常勤医師として休むことなく診療に当たった。元来は精神科医であったため、震災前には一般的な救急患者の受診を受け入れてはいなかった。

しかし、周囲の病院が軒並み休業したため、高野病院が福島県双葉郡において診療を行う唯一の病院となってしまい、震災後には救急車で搬送される患者の受け入れも行うようになった。年間の当直回数が１００回を超えたこともあったという。

生前の高野医師の姿はテレビでも放映され、その過酷な勤務内容と、次第に足腰が弱りテレビの前で転倒してしまうような姿も、全国で知られるところとなった。

しかしながら、その負担が大きく軽減されることはなく12月の事件につながった。私の脳裏に浮かんだのは、すさまじい戦闘を繰り広げている最中での「戦死」という言葉であった。

高野医師のことはその死後にもくり返し報道され、数多くの人がその姿に感動し、従六位に叙勲されることにもなった。

しかし私は複雑な気分である。もちろん、高野医師が讃えられることに何の異存もない。そうではあるが、やはり、なぜ生前に高野病院が存在する福島県双葉郡（ここに福島第一原発が立地している）の医療体制が整えられ、高野医師の負担が軽減し、穏やかな余生を過ごすような環境を創ることができなかったのか、そこを問いたいと思う。

高野病院がある広野町よりも原発に近い楢葉町の避難指示は、２０１５年の9月に解除されている。そしてそれよりもさらに原発に近い富岡町の避難指示も、今春に解除される予定である（２０１7年4月解除）。それなのに、そこでただ一軒だけ診療を継続してきた病院が、このような状況で放置されてきたのは、私たちの精神性に根強く残っている戦略性の欠如を示しているのではないだろうか。

お国のために戦って死んで英霊となった高野医師の名誉は大々的に顕彰されている。しかし、高野医師には震災後の人口減少が起きたために経営が苦しくなった民間病院の経営者という顔もあった。

そして、その高野病院の民間の事業者としての側面に対しては、行政からの介入は乏しく、その態度は冷淡なままである。兵站についての関心が乏しかった、昔の大日本帝国の軍部のように――。

高野病院以外にも、原発事故によって避難指示が出た地域の復興のために、人口が激減した不利な状況でも何とかしようとしている多くの事業主たちがいる。

しかし、その人々も現状では多くのサポートを得ているとはいえない。４兆円の費用を投じて行われている除染とは、対照的だ。

「日本的ナルシシズム」という思考法

私は、２０１６年に『日本的ナルシシズムの罪』という本を上梓し、現代日本に蔓延する病理性について報告した。

そこでは「和をもって貴しとなす」という美徳についての誤解が行われ、狭い仲間内でのみ通用する都合のよい「想像」を共有することが人間関係において過度に重要視されてしまい、その想像と合わない現実を扱うことや、想像を共有しない他者との関係性を構築することがきわめて困難になるという特徴があると記載した。

具体例を挙げた方がわかりやすいだろう。

２０１１年の原発事故が起きるまで、ほとんどの日本人が共有していた原子力発電についての「安全神話」とそれによって維持されていた日本社会の連帯と安定が、その一つの現れである。

２０１１年の事故によって明らかになったのは、それが都合のよい想像だったのであり、その想像を強く共有したために私たちが「原子力発電所は事故を起こすかもしれない」という現実を適切に扱えなくなっていたという事実である。

たとえば、原発事故前に津波対策の不十分さも指摘されたのに、それが無視されていたことも、私たちは知らされている。

原発事故によって私たちが失ったものは大きい。

日本人の感性やアイデンティティは、自然の恵みや豊かな風土によって支えられてきた。その多くを私たちは自分たちの手で放射線によって汚してしまった。

避難などの影響が大きい震災関連死として、福島県だけで2、０００名以上の人が亡くなった。地域のコミュニティはズタズタにされてしまった。その他にも、技術立国としての自信とプライド、そして信頼も、大きく傷つけられた。

恥を重んじる、伝統的な日本人の心性からすれば、耐えられないことだろう。

「想像的な一体感」と「現実的な一体感」の落差

しかし、どうやら日本人は変わってしまったらしい。

原発事故による損失という現実に向き合い、それを修復し、国民のあいだに本当の連帯感をもう一度つくり上げようという機運は、残念ながらきわめて乏しいと考える。

代わりに目立つのは、事故の責任が不問に近い状態のままであること、生活環境が整わないままの原発事故被災地への帰還の方針の強調、事故を起こした原発の廃炉事業の主体を民間企業に任せたまま国の直轄としない無責任さ、どこまで膨らむのか予想がつきにくい賠償や除染費用についての議論の乏しさ、もてる者ともてない者の格差の拡大などである。

ここに現れているのは、「原発事故によって私たちは多くのものを喪失した」という現実についての否認である。国家の無謬性を、どうしても維持したいと願っているかのようだ。

このような方法で保たれる一体感は想像上のもので「ナルシシズム」の産物に過ぎず、立場の異なる者による対話を不可能にさせて分断をもたらす性質をもっており、それゆえに厳しい試練に耐えられるものではない。

国民が力を合わせて現実の困難を乗り越えることで醸成される本当の「誇り」とは、全くの別のものである。

「原子力ムラ」批判だけでは変わらない

つい「原子力ムラ」という言葉を使い、それに厳しい批判の言葉を投げかけたくなる。たとえば、賠償や除染・廃炉に今後どのような費用がかかったとしても、結局はそれを電気料として広く国民が負担することになり、電気事業者の権益は確保されるとの指摘がなされている。

そしてそのような方法で維持される経済力を背景に、前述したような原発事故の否定的な影響を小さく見せるようなキャンペーンが展開されているという憶測も行われることがある。

もしそうならば、電気事業者は原発事故によって適切な処罰を受けることなく、かえって影響力を増したことになる。しかしそれは誠に不遜な事態であり、厳しく糾弾しなければならない、そのように考えたくなる。

しかし、精神病理学の立場からは、その思考法を進め、そのなかに埋没する危険性にも意識的でありたい。「すべて良い。問題ない」という感覚を「すべて悪い。問題ばかり」という反対の感覚に転換させても、現実から遊離した想像にとらわれていることに違いはないのだ。

たとえば「東京電力」という企業について、「原子力ムラ」を代表する悪のイメージに染め上げてしまい、事あるごとにその非についての批判・攻撃を行ったとしても、そこで期待できることは感情の発散に留まるだろう。

「悪を糾弾する」ふるまいを中心にアイデンティティができてしまうと、批判すべき巨悪への精神生活における依存度が高まってしまう。

その結果、何かについての批判は行えるが、自発的に問題を発見し、その解決を提案・実行する力が大幅に損なわれてしまうことも、警戒したい。

やはり、まず虚心坦懐にあるがままの「東京電力」の姿を見ることを行わねばならない。そして現実を踏まえた上で、一つひとつの課題について「是々非々」の判断を行っていくことが必要である。

私は2012年4月から福島県南相馬市に居住している。そこで見聞したものの一つは、事故対応時および廃炉の事業における東京電力の関係者の英雄的な働きである。

事故の最中や直後は、その場にいただけで恐ろしかったに違いない。わずか半年前に完成したという重要免振棟があったので作業が可能となったが、人が長時間留まって作業する環境としては、そこは劣悪であったという。

その人々の貢献がなければ、原発事故による放射性物質の拡散がより広範囲に大量に行われた可能性があるし、今後の廃炉の事業の進展に大きな問題が生じるのは明らかである。

しかし福祉的な視点からは、東京電力の自社の現地職員や協力企業の関係者への処遇を含む、原発事故によって「それまでの生活を奪われた人々」への対応に疑問が残る。

帰還を目指す人にも避難を続けている人にも、そのどちらに対しても、新しい生活を再建することを可能にする繊細な対応が行われているとは評価できない状況がある。

また、原発の再稼働に向けて、重要免振棟の設置は必須の要件にはなっていないという。より費用のかからない耐震構造でもよいとされているが、私たちは東京電力をはじめとする各電力会社の、事故防止に取り組む姿勢にも注意を払い続けるべきだろう。

私たちのこころの分裂とその克服

精神病理学で「分裂 split」という用語が用いられることがある。

同じ対象についての矛盾した空想が、私たちのこころのなかに同時に存在しながらそのことについては無自覚なままであることを指す。

そして、このような「分裂」を抱いている対象については、私たちは一貫性のある現実的な対応を取れなくなってしまう。

「原子力」について、私たちのこころのなかには、良いイメージ群（系列1）と悪いイメージ群（系列2）が分裂したままで存在している。それぞれのイメージ群の内部の空想上の対象のいくつかは、相互に自動的に結びつき、全体の空気や気分を形づくっている。

系列1：「良い原子力」＝「強大なエネルギーとそれを保持したい願望」＝「国策と伝統の正しさと無謬性」＝「経済的な優位性の確保」＝「原発事故の否定的な影響、特に放射線による直接的な健康影響の否定」＝「帰還」＝「原発再稼働」＝「保守」

系列2：「悪い原子力」＝「強大な破壊力とそれを穢れとして払いたい願望」＝「国と権威者たちによる失敗と迫害の事実の隠蔽」＝「経済的な搾取と格差の拡大」＝「原発事故の否定的影響、特に放射線による健康影響の強調」＝「避難」＝「反原発・脱原発」＝「リベラル」

さらに、これらのイメージ群に、憲法や自衛隊や沖縄の基地や天皇制などの問題が連動してしまうこともある。

もちろん、これらは本来別々の問題である。一つひとつのテーマについてしっかりと検討した上で結論づけ、それを踏まえた上で全体としての結論を目指すのが適切な推論であろう。

しかし、別の場面では現実的に物事を考えられるはずの日本人のなかに、こういったテーマについては「系列1」か「系列2」のどちらかを選ぶ独断が先行して、その気分的なもの（空気）に従属することを現実的な思考よりも優先する傾向が生じてしまう。

その空気に巻き込まれることが良しと感じられない場合には、その場から撤退することとなり、思考を欠いた空気が分裂したまま交わらないままに留まる。そして、現実的な課題の解決は先送りにされ、無為に時間が経過することとなる。

幸い、東日本大震災・原発事故を通じて、私たちには考え直す機会が与えられている。しかしながら、私たちは震災から6年の月日を、無為に過ごさなかったといえるだろうか。

震災と原発事故について、具体的な課題についてしっかりと考えてその解決を目指すことが、この精神的課題を乗り越えることにつながっている。

そのことによって私たちは想像的な一体感に支えられた日本的ナルシシズムを脱却し、現実的な一体感に裏付けられた日本的な誇りを再建することができるだろう。

今のうちにいっておきたい、東京五輪への「大きな違和感」

２０１７年６月

東京五輪が軽視するもの

世間は加計学園についての話題でもちきりである。今回は、そんななかでいささかぼやっとしているのだが、２０２０年に開催予定の東京オリンピックに向けての違和感を書かせていただく。あまり直前になると批判的なことが書きにくくなるので、今のうちに言葉にしておきたい。

私たちの毎日の生活のなかで、つくづく「喪」の時間が失われていることを感じる。いうまでもなく「喪」とは、身近な人や重要な人が亡くなった時に、その人のことを悼み、悲しみなどの感情を味わうために、通常の社会的な活動を離れて過ごす時間のことである。

葬式は本来、主に故人の家族が「喪」の作業を円滑に進めるために行われた。しかし現代社会において「葬式」は、それが本来もっていた宗教的、あるいは呪術的、あるいはスピリチュアルな力を失い、世間から後ろ指を指されないようにこなすべきルーティンワークとなっている。葬式中は忙しいばかりで、それが終わってからやっと悲しいなどの感情をもつことができたと語る人が少なくない。

なぜ「喪」の時間の喪失が問題なのかという問いに功利的に答えるならば、「感情の劣化が起きるから」となる。

研究によれば、縄文の頃から私たちの父祖は死者を埋葬する営みを行ってきたらしい。「喪」とは、人間の文化のはじまりに位置するものなのだろう。それを軽視することの代償は大きい。

「喜ぶ人とともに喜び、泣く人とともに泣きなさい」（ローマの信徒への手紙12章15節）

私がなぜ2020年の東京オリンピックに違和感をもつのか。

その理由を端的に述べるのならば、それが2011年に起きた東日本大震災の死者たち、そして広範な国土の損失、失われた信用や自信、事故対応のために投入された国富といった重要なことについての「喪」の時間を妨げる質が強いからだ、と答えたい。

「喪」の失敗として読む『オイディプス王』

古代ギリシャ悲劇の一つ『オイディプス王』は、精神分析の創始者であるフロイトが、男児が無意識的にもつ、父を殺し母と交わることを望むエディプス・コンプレックスを読み取った物語として有名である。しかし優れた物語は多様な解釈を許容する。今回は、フロイトのものではなく、シュタイナーという精神分析家による解釈を紹介したい。

『オイディプス王』のあらすじを簡単に振り返る。神託に翻弄されるように知らぬ間に実の父を殺し、実の母と結婚してテーバイの王になったオイディプスは、国内で疫病が流行ったことに対処せざるをえなくなった。

神託は前の王が殺された穢れが原因だと説明し、殺害者がテーバイの町から追放されることが必要だと告げた。意欲に満ちた新しい王は、その殺害者を見つけ出して追放することを誓った。

その後に物語は、オイディプス自身が意識していなかった残酷な父殺しの事実を明確にするように進んでいく。やがて真実の瞬間が訪れた。

自らの幼少期のことを知る者たちからの証言を聞いたオイディプスは、否認とごまかしをすることを止め、真実に直面し自らの罪を認めた。シュタイナーはこれを「真に英雄的な瞬間」と呼んだ。

しかしこれは一瞬の出来事であり、この後にはやはりシュタイナーによって「真実から万能へと退却する」といわれる事態が進行してしまう。

具体的にはどのようなことが起こったのか。

母であり妻であるイオカステの自殺である。そしてその瞬間に、オイディプスは真実を見ることから撤退し、イオカステのブローチを取って、自分の目を潰した。永遠に「見ないこと」を選択したのである。

オイディプスはテーバイから追放された。

『オイディプス王』には、オイディプスの老年を描いた『コロノスのオイディプス』という続編がある。そこで描かれる老年のオイディプスは、若い頃とは異なり、ある種の宗教的な権威を帯びてそれを振りかざす人物になっていた。

コロノスはオイディプスが死んだ場所の地名である。旅の途中にコロノスの村に到着したオイディプスは、偶然にも神聖な森に入り込んだ。地元の長老たちは、聖なる場が荒らされることを怖れたが、オイディプスが誰であるのかを聞き、そのオイディプスが自分の死体のために神聖な場所を要求した時に、それを尊重した。

その後の物語の展開のなかで、オイディプスは息子たちを拒絶し、娘たちには徹底的に自分に奉仕させたのちに、宗教的な威厳のある死を迎えた。

この物語でのオイディプスのふるまいについてシュタイナーは、「以前の責任と罪の受容は、高飛車な冷酷さと威厳によって置き換えられている。それらは、彼が純粋で神聖であるという仮定から引き出されている」と説明した。

少し前に戻ろう。

『オイディプス王』の最後で、彼が勇気をもって真実を受け入れようとした瞬間に起きた、妻であり母であるイオカステの自殺、その喪失という事態はあまりに重く、彼はそれを受け入れることができなかった。「喪」の時間は排除された。

結果、彼は目を潰して真実を「見て見ぬふりをすること」を選んだ。その後のオイディプスは、自分が犯した罪は神々に押しつけられたものなので自分には責任がなく、それを責める者たちこそが悪意にとらわれていると断罪するように変わってしまった。

シュタイナーは「病理的組織化」という概念を提唱している。個人や集団・組織のこころのなかに、現実との接触や他者との情緒的な交流を避けることができるような「退避所 retreat」がつくられてしまうことがありうることを、この学派の精神分析家たちは観察し、「病理的組織化」と名付けた。

この退避所のなかでは、本当の意味での全体としての個人は存在していない。そして「良い部分」は退避所の内部に独占され、空想的でナルシシスティックな質が顕著で、万能感を保証している。

その内部から排除された「悪い部分」は、周囲に投影される。結果として、退避所の内部から外部への姿勢は非常に暴力的・攻撃的となり、その様子は「ギャング」（日本ならヤクザだろう）にたとえられるようになる。

一度この退避所ができてしまうと、変化や成長につながる現実との接触は妨げられる。そして、いつまでも同じような暴力的なこころの動きがくり返される。

『コロノスのオイディプス』は、この「病理的組織化」の質をもっている。空想的な、自分を無垢と考えて神格化する万能感が中核にある。

そこから生じる権威を背景に、周囲の人々を相当に暴力的に支配しているが、そのことの自覚に乏しい。逆に敵意を抱いているのは周囲であると体験され、それに対抗するための攻撃性の発露がくり返し起きている。

日本社会がもっていた病理的組織化の質

とても残念ながら、日本社会には、シュタイナーらが「病理的組織化」と呼んだ質をもつ部分がある。

２０１１年に原子力発電所事故が起きたことについて、国会の事故調査委員会の報告では、東京電力という事業者の体質についての強い批判が行われた。


「学会等で津波に関する新しい知見が出された場合、本来ならば、リスクの発生可能性が高まったものと理解されるはずであるが、東電の場合は、リスクの発生可能性ではなく、リスクの経営に対する影響度が大きくなったものと理解されてきた。

このことは、シビアアクシデントによって周辺住民の健康等に影響を与えること自体をリスクとして捉えるのではなく、対策を講じたり、既設炉を停止したり、訴訟上不利になることをリスクとして捉えていたことを意味する。」


ここでは、企業の価値そのものは無垢で神聖なものとして理想化されている。

経営効率を高めることが至上命題であり、そのために外部からのリスクの指摘を無視することや（実際に津波による事故のリスクは数年前から指摘されていた）、監督官庁の取り込みも行われていた。

震災からの復興は、このような日本の組織・個人がもつ精神性の病理的な部分をしっかりと見ることを欠いてはありえなかったはずである。

そして、組織や個人のなかの特定の部分が、ある種の権威性を帯びて集団のなかの良い部分を独占し、他の部分を攻撃的に支配する傾向の修正こそが目指されるべきであった。

現在、東京電力の勝俣恒久元会長、武藤栄元副社長、武黒一郎元副社長が検察によって業務上過失致死傷罪について強制起訴されているものの、裁判所がどのような結論を下すのかは予想できない状況である。

それどころか逆に、原発の日本経済を牽引する権威性が強調され、それに反対する人々の非科学性や経済感覚の乏しさが断罪されるようになった。

日本社会全体のこころの体制の「病理的組織化」が強化され、なし崩し的に原発の再稼働が進む状況となっている。

東日本大震災、そして東京電力福島第一原子力発電所事故という大きなトラウマ・喪失を経験した日本社会全体のこころの動きを観察した場合に、現実に真摯に向き合って自らを修正しようとする動きも震災直後には活発だった。イオカステの自殺の知らせを聞く直前のオイディプスのように。

しかしそれはあまりに脆弱であった。

たとえば、10兆円とも20兆円とも予想されている除染費用のインパクトは大きい。被災地にはある種のバブルのような高揚感も生じた。個人の独立や全体性の確立を求めるよりも、その多額の資金を分配する組織の一員となってより良い分配を期待できる地位を望む傾向が、強まってしまった。

2020年に予定されている東京オリンピックも、そのような質を強化するものと理解することができるだろう。安倍首相はオリンピック招致のための演説のなかで、次のように語ったと伝えられているが、残念ながらそれは真実から目を背けている内容である。

「フクシマについて、お案じの向きには、私から保証をいたします。状況は、統御されています。東京には、いかなる悪影響にしろ、これまで及ぼしたことはなく、今後とも、及ぼすことはありません」

私は、今回の事故による直接的な放射線の健康被害は、深刻ではないと考えている。しかし、それは風向きなどいくつかの幸運が重なったのと、命がけで働いた現場の作業員たちがいたからである。そして、工夫と我慢を重ねてきた、農家などの生産者たちの努力も忘れてはならない。

避難指示は地域コミュニティの崩壊をもたらした。住民たちの上に押しつけられた心理社会的な悪影響は、とてつもなく大きい。いくつか例を挙げよう。

２０１６年の年末、福島県広野町の高野病院では、一人だけ残った常勤医として地域医療を守ってきた80歳を過ぎた老医師が、過酷な勤務のなかで不慮の死を遂げた。

原発事故被災地では、自殺の話題がくり返されている。最近の、公に報じられたものだけで、福島県南相馬市では2月に女子中学生が自殺し、4月には介護負担に悩んだ老人が妻との心中をはかり、殺害してしまった事件が起きている。ここに、原発事故の影響が全くないということは、できないと思う。

原発事故被災地の住民たちは、「喪」の時間を味わう間もなく、さまざまな社会的な問題に翻弄されてこの6年余を過ごしてきた。そして休む間もなく、帰還がうながされている。除染は終了したものの、病院などのインフラはまだ未整備の、かつて避難指示が行われた地区の指示解除が急速に進んでいるのだ。

福島の状況がアンダーコントロールであるというのは、このような状況から目を逸らさせて人々の不満を抑え込むことに成功し、東京に文句をいわせないことに成功したということなのだろうか。

思い返せば、太平洋戦争を経験した大日本帝国がもっていた「病理的組織化」の質が、敗戦によって一時弱体化されたものの、70年の時を経てなお命脈を保っており、その復活を目指しているといえるのかもしれない。

戦前・戦中を通じて「国体」はアプリオリに無謬で何よりも最優先で守られるべきであると信奉された。軍部や特高警察は、まさに暴力的に国家全体を支配していた。

しかしこの病理的組織化につながっている人々にとっては、周囲の従わない存在こそが敵意を帯びた存在なのであり、それに対して崇高な存在である大日本帝国を守るための奉仕として、従わない者たちへの攻撃を行った。

このなかで個人の存在や責任は融解し、天皇を輔弼するという名目の元に、無責任に重大な影響力を行使する君側の奸の弊害を除くことができなくなった。国家は暴走し敗戦にいたったのである。

その病理的組織化のもつ頑固な質は、敵に原子爆弾の使用を決意させるほどであった。

「病理的組織化」解釈の危険性

本稿を締めくくるに当たり、「病理的組織化」を解釈しようとする精神分析家が体験することについての、シュタイナーの記載を見ておきたい。

こころの退避所の外に出て、現実に触れること、他者との情緒的な交流をもつことなしに、こころの変化が起きることはない。しかし、退避所を離れるタイミングで当事者は、「きまりの悪さ、恥、屈辱」を破滅的な強度で体験すると説明されている。

その感情はあまりに苦痛なので、即座に解消が求められ、罪悪感のような感情を一定の期間保持して味わうことは不可能になってしまう。

「観察される」という体験は、「観察する人物は敵意をもち、ナルシシスティックな状態で感じている優越感を攻撃し、それを逆転させて自分が劣等感をもつように仕向けている」という残酷で苦痛に満ちたものとなる。

すぐに目指されるのは、この立場を逆転させ、自分が観察する側に立って、相手の問題点を指摘することだろう。

つまり、日本社会の病理性を指摘した人間は、その代償として、形勢をひっくり返されて、その個人の問題点が集団的に曝露され評価される「排除された観察者」の立場を押しつけられるリスクが高いのである。

もしこのような「病理的組織化」「こころの退避」の傾向が改善してきたのならば、その時に見出される兆候は、次のようなものである。

「彼の〈観察する対象〉としての私との競争的な闘いは次第に減少し、屈辱体験を反転させようとして頭がいっぱいになることは少なくなり、そして、〈自分が価値を認めるひと〉として私と接触することができるようになっていった。

これに従い、彼は依存と喪失の感情と向き合うことになった。ワークスルーすべきものはまだ多かったが、異なったタイプの接触が可能になった。

屈辱的な関係を即座に反転させねばならないのではない、ということを以前より理解したとき、彼はそれまでよりも長く分離の時間に耐えられるようになった。」

このような変化が、日本社会全体と、病理的組織化の傾向を帯びてしまった一部の日本人の上に起きてくることを願っている。

改めて、東日本大震災とそれと関連する出来事で亡くなったすべての人々に哀悼の意を表したい。まだ避難生活を送っているなどの苦難を経験されている人々に、こころからのお見舞いを申し上げる。

福島・南相馬の精神科医が見た「大震災6年半後の風景」

２０１７年10月

安易に帰還をうながすべきではない

数年前に、福島県から仙台に避難されているお母さんたちの団体が、私のことを講演会の講師として呼んでくださった。その時の理由が、私が「半分内（うち）の人だから」ということだった。

完全に外の人の話を聞く気にはなれない。だからといって、完全に内の人を呼ぶのは怖い、という理由だった。私も、そういわれてとても納得した。

私が福島県南相馬市に転居して仕事を始めたのが２０１２年4月なので、だいたい5年半の時間が経過した。本音をいうと、2・3年働いたら東京に戻るつもりだった。

しかし、とても数年で何とかなる問題ではないことが骨身に沁みてわかったし、途中で投げ出す気にもなれなかったので、こちらに腰を据えて働こうとこころに決め、ほりメンタルクリニックを南相馬市鹿島区に開業したのが約1年半前、２０１６年4月である。

外の人のなかには、「福島県」がすべて同じように見えている人もいるだろう。しかし、福島県内でも場所によって状況が全く異なっていることを、最初に強調しておきたい。

原発事故の影響を考える時に、一番大きな区別となる線は、「強制的な避難指示が出た地域か否か」という線である。

震災後すぐの呼び方ならば、20キロメートル圏内である「警戒区域」と、風向きの関係で線量が高くなった飯舘村などを含む「計画的避難区域」が、避難指示が出た地域である。

ここの問題は当初、計測される放射線の線量が高いことであった。しかし、今となっては、数年間にわたって人が暮らしていなかったことの影響の方が大きく意識される。

南相馬市の小高区もやはり避難指示が出た地域で、それが解除されたのが２０１６年7月だった。現在２、０００人ほどの人が帰還しているという。

隣接する浪江町や飯舘村の避難指示が解除されたのが、今年の春だった。２０１７年8月末・9月当初の帰還人口は、それぞれのホームページによると、浪江町が３６０人（震災前人口が２１、４３４人）、飯舘村が４８８人（震災前人口が６、５０９人）とされている。

「半分外」の私にとって、このように避難指示が次々と解除され、帰還が続々とうながされる状況には複雑なものがある。もはや、放射線の直接的な健康被害を懸念している訳ではない。

しかしその部分を除いても、病院や介護施設はもちろん、一般の商店なども著しく不足しているなかで、帰還した住民の安全や幸福が本当に守られるのかについて、疑問が残るからだ。

国策として行われていた原子力発電事業で起きた事故によって、避難を余儀なくされた人々に帰還をうながすのならば、単純に除染をして放射線量を下げるだけでは不十分である。

さまざまな地域内のインフラの整備が行われ、震災前と遜色のない生活ができるような状況まで整えて帰還を求めるのが、当然だと思う。そうでないのならば、安易に帰還をうながすべきではない。

しかしながら、現在進んでいる事態はそれとは異なっている。帰還した人々が、サルやイノシシやハクビシンなどの被害に悩まされながら、数年間放置された土地を新たに切り開く開拓民のような思いで暮らしているのである。

無謀な戦線拡大

今後日本全体で少子高齢化が進むなかで、労働者が不足していくことが予想されている。それがどんな社会であるのかを見たければ、福島県の原発事故被災地を訪れることをお勧めする。

今でも、この地域ならば、何らかの壮大な事業計画を立てることは難しくないし、上手にそれをプレゼンテーションすることができれば、資金を獲得することも可能だろう。しかし、それを実行する人手を確保することがとてつもなく困難なのだ。

地域で動ける人材は貴重である。能力もあり意欲もある人々は、震災後本日にいたるまでの6年半、フル回転で働いており、疲弊している。そして、先の見えない状況のなかで、容易ではない大量の仕事の負担を続けている。（広野町の高野病院の高野院長の話を思い出してほしい。「原発事故から6年、都合の悪いことを黙殺し続ける私たちの『病理』」参照、１０９頁）。

昨年夏に解除となった、南相馬市小高区の人々の困難な状況を知っている者にとっては、さらに浪江町・飯舘村と避難指示解除が続くことが、「無謀な戦線拡大」に思えることすらあった。隣接している南相馬市原町区や鹿島区の医療・福祉の状況からは、さらにキャッチメントエリア（担当地域）を広げる余裕のある施設は、ほとんどないように感じられていた。

私は、震災後現在にいたるまでの、できる限り避難指示を解除して帰還をうながすという方針に疑問を感じている。誰のための、どんな地域を再建するかというビジョンが一切検討されないまま、人・金・モノを際限なく投入し続ける漠然とした消耗戦の様相を呈しているからだ。

原理的には除染は可能だろう。しかし、そこに投入される経済的コストは正当化されるものなのだろうか。

私はどうしても現地の医療や福祉の立場から物事を考える。個人的には、その費用の一部でも、地域で働く看護師や介護士を確保するために回してほしい気持ちである。

先日は、放射線被ばくによる発がんリスクよりも、生活環境の悪化による糖尿病の発症や悪化を介しての発がんリスクの方が、数十倍も大きいとする論文が発表された。（Additional risk of diabetes exceeds the increased risk of cancer caused by radiation exposure after the Fukushima disaster. PLoS One, 12(9)）

「ここから内側は帰還できない」という線を、外から強制的に引かなければ、いつまでもなかの人は故郷を取り戻すために奮闘努力を続けるだろう。

そのなかの一部の人々が、うつ病を発症することがある。しかし、地域の精神科医療への偏見は強く、本人は自分がうつ病などのこころの病で苦しんでいることを認めようとしないし、周囲も生産性が低下した人を強く非難する傾向がある。休むことを潔しとしないのだ。この面は、現場で働く精神科医として、とてももどかしく感じる。

そして、厚かましい言い方だが、そのことを痛々しくも感じてしまう。「ここまでで終わり」と権威のある人がきちんといってあげるのも、場合によっては必要ではないだろうか。

あえて矛盾と混乱をまとめない

ここまで書き進めてきて「ああ、私はやっぱり、半分は外の人だな」と感じている。かかわる人々の幸福こそが求めていることなのであり、地域を復興させることだけを、至上の命題と考えることができないのだ。

あるいは、内の人としての私のアイデンティティは、相馬郡や南相馬市の人になってきていて、隣接する双葉郡などのことを考える時に、多少の距離が生じてきているのかもしれない。

今年の春以降、小高や浪江、飯舘村などで、久しぶりに地域の夏祭りや花火大会などが行われ、それらが盛り上がったことの知らせを続けて聞き、胸が熱くなるものを感じた。

深く長く地に根差した生活を送ってきた人々が、数年ぶりに手にした地域の集まりと伝統の復活を喜ぶ姿には、とても気持ちを揺さぶられるものがあった。

私が今書いている文章は、矛盾して混乱している。しかし、あえてここでは、この矛盾と混乱をまとめないままに、記しておきたい。

浮き彫りになったコミュニティの影

目を外に転じてみよう。

ここまで地元に残った人々の苦境を書いてきたが、避難を続けている人々のなかにも、大変な苦難を経験している人々がいると聞く。避難している人々はまず、「地域のコミュニティに抱えられている」感覚から疎外される重荷を背負わねばならないだろう。

今年の前半に報じられた、福島県から横浜に避難した中学生がいじめを受けて不登校に陥った事件を聞いた時にも、痛ましい思いを抱いた（「福島から横浜に自主避難した中学1年生男子がいじめられたことの報道について思う」参照、105頁）。

まず、日本全体を一つのコミュニティとみなす視点から考えてみたい。原発事故は、「コミュニティの影」の部分を見せやすくする。

一般に、コミュニティを活性化させるためには、コミュニティのなかに区別をもち込み、一方を優れたものとして、一方を劣ったものとする差を創り出すことが必要である。

そのことを通じて、そのコミュニティの成員を、劣ったものではなく優れたものへと常に自ら駆動する方向に誘導することができる。

これがコミュニティの競争力を維持するためのカラクリなのだが、その反作用として生じるのが、常に見下し、攻撃し、搾取するような対象を産み出してしまうナルシシズムである。

そして、日本というコミュニティの「失敗」「恥」を連想させる原発事故を思い出させる避難してきた人々を、不当に見下す低水準のナルシシスティックな心性も顕在化することとなる。

賠償金の格差がもたらしたこと

痛ましいことに、このようなナルシシズムは、福島に縁のある人々同士のあいだで認められることがある。

今年４月18日の河北新報の記事で、「〈原発避難いじめ〉福島県内で60件確認」という記事が掲載された。福島県内でも、福島の他の地域から避難してきた人々がいじめられていたのである。

想像される最大の原因は、賠償金の格差である。こちらも一般論だが、コミュニティの機能の一つは、コミュニティ内の経済的な公平性を担保することである。

外部からの一方的な経済的な豊かさを享受した者に対しては、コミュニティ内からはそれを再配分するようにという圧力が、当然のように生じる。

賠償金の額は、地域によってかなりの差があり、自主避難をしている人々の多くにはほとんど支払われていない一方で、地域によっては高額の賠償金が支払われていることがある。

ほとんど賠償がないままに風評被害に苦しんだ人々からの、多くの賠償金が支払われた地域の住民への反発が強く現れる事例も、残念ながら存在する。「羨望」の感情と、それがもたらす破壊性には、十分に注意しなければならない。

さらに、県内の小コミュニティ間の葛藤にも深いものがある。

ある時に、二本松とゆかりのある方と酒席をともにし、ある程度場が進んだ後で、幕末の相馬藩のふるまいを責められるような言葉を聞かされた時には、本当に難しい問題があると感じたものだ。

半分外の私は、「いろいろあっても、こんなに大変な事態に、一緒に巻き込まれているのだから、もっとお互いに力を合わせればよいのに」と考えたくなってしまうのであるが、そのように単純に話が進まない。

「災害復興」のブームが終了した後の、地域経済の未来像が見えてこないことも、現地の人々を不安にさせ、新しい企てに向かうコストを負担するよりも、閉じた圏域内の内部留保を高める方向性に向かわせているだろう。

私が「日本的ナルシシズム」と名指すものを、被災者と呼ばれる人々のなかに感じることがある。震災前とは全く状況が変わったのにもかかわらず、自分たちの考え方や行動の枠組みを変えることができず、それに合うもの以外を排除するような傾向である。

「あの人が震災の時に逃げた……」

避難先で苦労した方が、帰還する場合に「恐怖」を感じる場合もあるという。

避難指示が出なかった原発事故の被災地では、人物の評価を行う場合に、震災直後にそれぞれの人が「避難したか留まったたか」という点から選別する価値観は、意外と強く残っている。

その後に頑張った人でも、何かある度に「でも、あの人が震災の時に逃げた」といわれてしまうことがありうるのだ。

まして、県外に避難を行い、地元を「放射線が高くて危険な地域」と発言してしまったお母さんたちの一部が、地域に戻ることにとても高いハードルを感じてしまうこともある。

しかし、科学的なデータがそろってきた現在ならば別であるが、もっとも放射線の影響を受けやすい乳幼児を抱えた母親たちが、リスクの影響をよりシビアに見積もって避難する選択をしたとしても、そのことには相応の理解と敬意が払われるべきである。

そして、あの混乱のなかで、原発事故を引き起こした日本とその権威につながる存在（政府、電力会社、行政、経済、医療、地域コミュニティなどの関係者）に、一時は強い怒りと恨みを向けたとしても当然だと思う。

今後は、そのような母親たちを「科学的な理解が足りない」と責めるのではなく、いかにして和解を達成するのかという視点からの介入が検討されるべきだ。

自分の意思を殺して、コミュニティに合わす国

かつて私は、「放射線による鼻血など出現していない。それにこだわって活動をしている人々こそナルシスティックで病理的だ」と発言し、一部の人々から強い反発を受けたことがある。

その時の私は、内の人として、強烈な「このままでは地元のコミュニティが消滅してしまうかもしれない」という危機感に駆り立てられて、「地域が安全であるコンセンサスをつくらねばならない、そのための科学的な証拠はそろってきている」という認識のもとで、そういった。今でも、その時の自分の発言に後悔はない。

しかし、あの時につくってしまった葛藤や対立に、和解の機会が与えられる幸福を望む気持ちもある。ここまで、被災地と呼ばれる場所で5年半暮らして考えたことを書いてきた。時折、足を止めて現状を精査することは必要だろう。しかし、困難な過去と現状の延長からだけ、未来のことを考えることはしない。

まだ具体的には見えてこないが、ここにかかわる人々が、困難を乗り越えて新しいコミュニティの形を産み出す希望がある。それが豊かな結果を創り出すことを見据えながら、活動を継続していきたい。

そして、その内に生きて精神科医の立場で万全を尽くすことを決めたからには、精神科医療を通じて地域に貢献することを続けていくし、必要な時には双葉郡や飯舘村などへの支援も行うつもりである。

冒頭に紹介した仙台のお母さんたちに招かれた講演では、次のような話をした。

「今までの日本は、自分の意思を殺して、コミュニティに合わすことを正しいこととして生きてきた。しかしその結果、原発事故のようなことが起きてしまった。

それに巻き込まれた皆さんは、難しい課題にいくつも巻き込まれながら、自分の頭で考えて、自らの責任で決断することを積み重ねて今日の生活にいたっている。

苦難の多いことだが、そのような自ら考え行動する経験の積み重ねが、やがて日本を救うことになると思う」

今でも、そのように考えている。

2018年2月

原発事故から7年、不都合な現実を認めない人々の「根深い病理」南相馬の精神科医がいま考えること

原発事故の直接的な健康被害は軽微

昨年の秋、精神医学関連のある学会で東日本大震災についてのシンポジウムに登壇する機会をいただい

た。

　そのなかで、東京電力福島第一原子力発電所事故による直接的な健康被害は、科学的な検証によって軽微であると主張する立場（私もその立場を取っている）について、他のシンポジストから批判的なコメントがなされた。

　それは、たとえば子どもへの健康被害を心配する母たちを追い込むことになるのではないか、という内容だった。発言された先生は、福島県外への自主避難者を支援している方だった。

　私は福島県内に暮らし、地域の復興に貢献することにも立場を取っているものとして次のような発言を行った。

　地域内には、人口が流出し避難した人々が戻って来なくなり、そのまま避難先で定住してしまうことへの強い危機感があった。

　そのためにも、明らかになりつつあったデータを科学的に検証した結果からは、予想される直接的な健康被害が軽微であることを発信したいニーズが地域内にあったことを説明した。

　測定される外部被ばく・内部被ばくの結果の低さは、何の代償もなく得られたものではない。

　除染（それは場合によっては農地の表土を剥ぐことであり、実りをもたらす植物の枝を切り落とすことである）や、米の全袋検査のような、多大な痛みをともなう福島県の皆様の努力の成果であることも、思い出していた。

「そんなことをしても、避難した人たちは戻らないですよ」と相手のシンポジストの方は発言された。

　私は、倫理的に問題のある発言をしている人物であると判断され、冷たく切り捨てられたように感じた。

　一瞬、「戻ってこないこともわかっているけど、そうせざるをえなかったんです」と反論しようかと思ったが、そうしなかった。

体はシンポジウムの場所にいたけれど、頭のなかは以前に見た記憶に立ち戻っていた。

それは、福島県南相馬市である市民団体の活動を通じて水遊びの場所が開設された、オープニングイベントのこと。

たくさんの子どもたちが楽しそうに水遊びをしているのを、知人の高齢の男性が夢中になって写真を撮っていた。

声をかけると、「この写真を、避難している嫁と孫たちに送ってやるんだ。こんなに良い場所ができたんだって、いってやるんだ。そうしたら、孫たちも帰ってくると思うんだ」と話してくれた。

その時に私の頭に浮かんだのは、相手のシンポジストと同じような言葉だった。

「多分、写真を送っても、お孫さんたちは帰ってこないだろうな」。もちろん、それを口に出すことはせずに、あいまいに微笑んだ。

日本人が直面する構造的問題

原子力発電所事故が起きてしまったことで、東日本大震災からの、特に福島県での復興は、その内容に政治的意図を読み込むことが可能となる質を帯びてしまった。

ほとんどの人は、複雑な意図などもつことなく、純粋な人間的な共感から被災地の人々への援助を行ったのだが、そのような活動が、不健全であるとみなされた原子力産業を利する質をもつと、外部から倫理的に批判される可能性が生じた。

それに対しては、震災に巻き込まれるという苦難のなかにある人を放置して批判し、安全な場所から倫理的な高みにあるかのような言動を行う人々への反批判もなされた。

この闘争に巻き込まれてしまうことで、被災地の、そして日本の将来に向かうべき活動が分裂し、実現されるべき結果が大幅に損なわれていることを、私は主張してきた。

そこで今回は、この隘路（あいろ）を超えるための思考法について、一つの提案を行いたい。

原発事故についての問題を考えるのが日本人にとって困難なのは、それに自分たちの社会がどうしようもなく巻き込まれていて、それによって成り立っているような構造的な問題に直結しているからである。

「原子力」を「核」と書き換えてもよい。現状にいたるまでの歴史的な経緯があり、そこにはさまざまなトラウマや喪失の記憶がともなっており、激しい情緒が刺激されることもあるために、思考が妨げられやすい。

自分が取っている立場が批判されていると感じることもあるだろう。しかし私たちには、勇気をもってそれを見ていくことが求められている。そして、この構造を明らかにするのが、最初に行うべき作業である。

「国会事故調報告書」を読んで

一つの補助線を引く。

１９９５年に初版が出版された、野口悠紀雄著『１９４０年体制――さらば戦時経済』である。私は、原発事故をめぐる社会の動きを最も適切に説明するのは、この本に書かれた内容だと考えている。

精神科医でもある私が、厚顔にも専門外の経済に関する記述を行うことには理由がある。

一つは、２０１１年の原発事故が、残存する１９４０年体制が引き起こした事故であったのにもかかわらず、その体制の見直しには向かわずに、その体制を再強化する方向で日本社会が対応していることを指摘する意図である。

もう一つは、私が難治化・慢性化するうつ病などの問題を抱える個人や組織に見出した「日本的ナルシシズム」という病理性が、野口の主張する「１９４０年体制」に過剰適応した結果と理解できることを示し、この社会情勢のなかで個人がどのように行動するべきであるのかを考える一助とすることである。

東京電力福島原子力発電所事故調査委員会による「国会事故調報告書」の記載を読んで、私は「１９４０年体制」あるいはそれに過剰適応した心理である「日本的ナルシシズム」が、原発事故の原因であると判断する確信を深めたもっとも着目するべき点の一つは、津波による事故の危険性が指摘されたことについての、東京電力の対応である。

この報告にもとづいて現在、東京電力の元会長の勝俣恒久被告、元副社長の武黒一郎被告、元副社長の武藤栄被告の3人が、業務上過失致死傷の罪で強制的に起訴され、裁判が行われている。

今年(２０１８年)1月26日には第２回公判が行われた。その裁判のなかで、東京電力の社員が、２００８年に武藤元副社長が参加した会議で、巨大な津波の可能性を示す試算を報告したと証言した。

被告らは「試算には違和感を覚えた」と証言し、津波の被害は想定外であり無罪であることを主張した。

「安全で豊かに過ごせる」という幻想

国会事故調の報告書には、この時期の国の規制官庁と東京電力の関係性について、もっと踏み込んだ記載がなされている。

「学会等で津波に関する新しい知見が出された場合、本来ならば、リスクの発生可能性が高まったものと理解されるはずであるが、東電の場合は、リスクの発生可能性ではなく、リスクの経営に対する影響度が大きくなったものと理解されてきた。このことは、シビアアクシデントによって周辺住民の健康等に影響を与えること自体をリスクとして捉えるのではなく、対策を講じたり、既設炉を停止したり、訴訟上不利になったりすることをリスクとして捉えていたことを意味する。」

「事業者のみではなく、それを規制する側である保安院も、『既設炉への影響がない』ということを大前提として、事業者とシビアアクシデント規制化の落としどころを模索していたことがうかがえる。」

これを私は、野口のいう１９４０年体制への自信過剰、それが平和と繁栄をもたらし続けていたことがもたらした慢心（太平洋戦争での敗戦は忘却されている）の結果であると理解する。

１９４０年体制のシステムのなかにいる限りは、中央に集められる富の分配が有利に行われるポジションを維持することさえできれば、安全で豊かに過ごせる。

そして、そのシステムが捕捉していない問題については、まともに対応しない方が保身と出世のためには有利であるという確信である。

したがって、このシステムのなかで上昇を目指すものは、システム上位者に評価され、そちらとの良い関係が維持されることに全力を費やすようになる。

それ以外のものは、切り捨てられる。この体制で評価されない問題に深くかかわることで、自分の評判を落とすようなことを行うべきではない。閉鎖的な集団のなかで共有される幻想が、現実を凌駕する影響力を発揮するようになる。

「国会事故調報告書」には、次のような原発事故当時の状況についての報告もある。

「本店側には、現場の実情から判断される発電所の意思決定よりも、官邸や保安院の指示、要請に従うことで、事故対応で生じる結果責任を回避しようとする動きが見られた。こうした本店の姿勢から、やがて本店と現場との意思決定に乖離が生じることとなり、最終的には、発電所においても、現場で下した判断と、本店及び官邸、保安院の指示との間で、後者の意向をくむといった意思決定が見られた。」

したがって小論でもまずその１９４０年体制の内容を紹介するが、一部は意図的に私の解釈によって表現を改変している。正確を期する読者には、是非、原著を紐解いて内容を確認していただきたい。

１９４０年体制とは何だったのか？

１９４０年体制とは、太平洋戦争に突入する直前だった日本が、戦争を遂行するために、国中の富を中央に集中させ、それを国策遂行の目的に沿うように分配を行うために構築したシステムである。

野口によれば、日本型の企業は経済学の教科書にあるような株主の利潤追求のための組織ではない。むしろ、従業員の共同利益のための組織となっている。

戦前には日本の企業も株主の利益追求のための組織という性格が強かったが、１９３８年に「国家総動員法」がつくられた後に、配当や株主の権利が制限され、さらに戦時期には終身雇用制や年功序列の賃金体系が全国的に拡大した。

下請け制度も、軍需産業の増産のための緊急措置として導入された。日本の金融システムの特徴である間接金融の仕組みも、戦時期に改革された。これは、資源を軍需産業に傾斜配分させる目的であった。

日本でも１９３０年代頃までは、直接金融、とりわけ株式による資金調達がかなりの比重を占めていた。なお、間接金融とは、後発工業国に多くみられるもので、銀行を中心とした金融制度である。

日本では昭和初期の金融恐慌で多くの銀行が休業した後に本格化した。一定以上の貸し出しが許認可制となり、軍需産業に融資を行う銀行に巨大な権限が与えられた。

官僚組織もこの時期に変質した。１９３０年代の中頃までは、官僚が民間の経済活動に直接介入することは少なかった。

しかしこの頃から、企業は利潤を追求するのではなく、国家目的のために生産性をあげるべきであると主張する官僚の影響力が強まっていった。

そして１９４０年に税制改革が行われ、給与所得の源泉徴収制度が導入され、法人税も導入されると、税財源が中央集権化され、それを特定補助金として地方に配るという仕組みが確立された。

もう一度簡単にまとめなおすと、日本中の富を一旦中央に集中させ、それを戦争遂行の目的のために分配するために構築されたシステムが、１９４０年体制である。

世界経済危機から回復が遅れている

終戦をきっかけに日本社会には大きな改革が行われたのにもかかわらず、野口によれば１９４０年体制は現在にいたるまで残存し、日本経済の中核をなしている。

その要因として、日本の政治体制の解体を目指したアメリカの占領軍も、このシステムを十分に捕捉できていなかった可能性を指摘している。

そして、ほとんどの官僚は生き残った。

軍部が消滅し内務省は解体されたが、「大蔵省を始めとする経済官庁は、公務員制度改革によって部分的修正は受けたものの、ほぼ戦前と同様の組織を維持した。人事の年次序列においてさえ、戦前からの完全な連続性が維持された」と説明されている。

維持された１９４０年体制は、戦後の重化学工業と輸出産業の成長を支え、日本に高度経済成長をもたらした。

しかし、そのような日本の経済体制にも、変化の兆しが認められたことがあった。

１９７０年代には日本からの鉄鋼・船舶・自動車などの輸出品が増大して貿易黒字が拡大したことへの欧米からの反発を受けて、国内的にも従来の体制を反省する機運が高まり、生活の質や環境が強調され、成長第一主義からの転換が主張された。

しかしそこに水を差したのが、オイルショックだった。

中東戦争の影響で産油国が原油価格を引き上げた時に、中東原油に依存する割合の高かった日本も大きな影響を受けた。日本だけではなくアメリカやイギリスを中心に、世界中の経済が混乱した。

しかし日本は、物価の上昇にもかかわらず賃金上昇圧力が低かったために輸出を増大させることができたので、輸入インフレを軽減することが可能となり、国内インフレが抑制され、好循環が維持できたという。

こうして日本はオイルショックの影響から早期に立ち直ることが可能となった。

野口はオイルショックの経験を通じて、「日本型経済システムはどんな場合にも優れたものだ」という考えが広まったと指摘している。「自信過剰」という言葉も用いられた。

野口は、２００７年から２００８年に世界経済が経験した危機については、日本がそこからの回復が遅れていることを指摘している。

自分に不都合な現実を認めない人々

私が「日本的ナルシシズム」という言葉を強調するようになったきっかけがある。それは、うつ病などの症状が出現しているのにもかかわらず、決して自分の心身の異常という現実を認めようとせず、逆にそれを指摘する私を、激しく軽蔑して攻撃するような姿勢をみせた患者や会社にくり返し出会ったことだ。

結果としてうつ病が慢性化して難治化することがあり、時には自殺などの事故の可能性を高めてしまう。そのようなパーソナリティーの成立には、東京電力のような日本型企業における、１９４０年体制のシステムで価値が高いとされた健康や献身・忠実などの価値観への過剰な同一化と、そうでない弱さ・不健康といった人間的な側面についての否認と憎悪が大きな影響を与えている。

その価値観を奉じる企業に同一化しなければ、その組織内で生き残ることができないのだとしたら、それに適応せざるをえないだろう。

そして、それに過剰適応した者が、有利な結果を得やすい日本社会の状況が、数十年間持続していた結果として、２０１１年の原子力発電所事故が発生したと考えている。

事業を終わらせる難しさ

原発事故後には、反原発運動を中心に日本でも市民活動が盛り上がる機運を見せ、実際に災害からの復興を意図したボランティアなどの活動には目覚ましいものがあった。

しかし、原発に関していえば、再生エネルギーへの転換が進んでいるとは言い難く、一度はすべてが停止された日本国内の原発の再稼働や、さらにはそれを超えて日本から海外への原発の輸出も目指されている状況である。

私はその大きな要因の一つは、反原発運動にかかわる人々の思想的基盤の脆さと、それに由来する社会性の無さが運動への信頼性を失わせ、ほとんど影響力を発揮できない状況が出現しているからだと考えている。

残念ながら、一部の反原発運動の主張は、既存の権威への陰謀論とそれへの非難・攻撃にその主張が常に収束し、建設的な議論が不可能となる印象を多くの人に与えてしまっている。

現在の社会的に活躍している人々の尊厳を著しく貶めるような主張を行う一方で、その実務を誰が代替するのかという顧慮はなく、もちろん自らがその責任を担おうとする気概も感じられず、結果として自分が実生活において全面的に依存している対象を見下し、一方的にその対象への倫理的な断罪を行っていることへの自覚が乏しい。

１９４０年体制への過剰な適応と依存が「日本的ナルシシズム」を生み出し、そこからの脱却を目指すことが必要であるというのが私の主張である。

しかしその達成は、政治的・経済的に１９４０年体制に過剰に依存しないような生活様式や周囲との関係性を創り上げることで達成されるべき事柄である。

そのためには、１９４０年体制が果たしてきた貢献と、現在における重要性を否認することなく、適切に評価することが必須である。

確かに原子力産業の問題は大きい。しかし日本は国際社会のなかにあるのであり、他国とのシビアな生存競争のなかで生きている。

当然、安全保障についての配慮を欠くことはできないし、経済活動が急激に停滞して他国との関係性のなかであまりに極端に劣位となることは危険であるし、避けるべきことである。

そうであるのに、原発に反対する立場の人のなかから、日本が他国からの蹂躙（じゅうりん）を受けても可としてそれを受け入れるべしと安易に発言する人が往々にして出現することには、私は強い違和感をもつ。

事業は始めることや拡大させることよりも、終わらせることが難しい場合がある。その難しさから目を背けるべきではない。

現実に自分が依存しきっていて、その内部で暮らしているようなシステムの問題をどのように扱うのかが取り組むべき課題の本質である。

単にそれへの不満を感情的に発散するばかりで、必要な業務への取り組みを相手に押しつけたままであるのならば、それは依存しながらその依存を否認するという、心理的には幼児的な退行をさらに進める結果となり、自分の立場が論理的に優越しているというナルシシズムを、ますます強化することになるだろう。

あれだけの事故が起きてもなぜ日本は「原発輸出」を続けるのか

２０１８年２月

大震災から7年、私たちが直面する問題

東日本大震災後に被災地で計測された放射線量は高くない（もちろん、地域的には注意するべき場所は存在する）。

したがって、通常の生活を行う分には、深刻かつ直接的な放射線による健康被害が生じる可能性は、きわめて低いと考えざるをえない。

私もその意見に賛同しているが、このような主張を行った医療者・研究者への極端な反原発の立場からの罵倒や攻撃は、すさまじいものがあった。

しかし、ある程度物事に介入して活動を行った後で、その結果を科学的に評価し、その評価した内容を共有して次の行動を考えるというプロセスを共有できないのだとしたら、そのような人々と共同作業を行うことは大変に困難である。

同時に、震災後に非常に残念に感じていることがある。

原発事故を経て、放射線の健康影響への世間の関心が高まったことは、不幸なことではあったが、科学的な思考が日本社会において影響力を強めるという望ましい影響もあるのではないかという期待を私はもっていた。

しかし、この点について現状は不十分であると考えざるをえない。自分が「安全」か「危険」かを判断する主体となる責任を引き受けることを避けたい心理も働いていたのだと思う。

代わりに起きたことは、「原発推進派」と「反原発派」の勢力争いの様子見であり、除染への関心と資源の集中であった。

被災地の人のなかにも、放射線の被ばくについての科学的な議論への興味が乏しく、政府や東京電力に「とにかく元通りにしろ！」と迫るものが少なくなかった。

もちろん、その主張には正当な面が多く含まれている。しかし結果として起きたことは、2・5兆円とも、それ以上になるともいわれている除染費用の拡大である。

そして、その費用は中央政府から、大手ゼネコンを介して協力企業へと分配され、その末端で少なくない地元の人も除染作業に従事した。1940年体制は、この面では再強化された。

日本型企業の「下請け制度」問題

福島の原発事故の後処理の問題を見る時に、1940年体制の問題点のなかでも影響が大きいと感じるのが、日本型企業における下請け制度の問題である。

東京電力と協力企業の問題が指摘されることが多いが、その前提としてまず国と電力会社の関係性が、どのような意図によって構築されたのかを確認しておきたい。

野口の前掲書では、1937年に国会に提出され大論争を巻き起こしたが一回は撤回された「電力国家管理法案」の一部が紹介されている。

これはしかし1938年には実質的には同内容の法案が可決され、この考えが戦時期だけではなく戦後の経済政策にも大きな影響を与えた。

その主張は、次のようなものであった。


「民有国営なる国家管理の新方式は、かかる社会的背景において、国策の要求に促されて、発案せられたものである。これによれば、国有国営の場合に見るがごとき公債の増発を要せず、拡張計画において議会の掣肘を受けず、その経営活動において会計法の制約を蒙らず、あえて官吏の増員を要せず、また面倒なる国家報償の問題も生じないのである。

もしも民有国営なる電力国営の新方式がその合理適切性を一般に認められて、国家の経済統制の基本方式となるにいたるならば、国家統制は急速に発展し、しかも合理的に完遂されるであろう。」


１９４０年体制における最上位の格付けは日本国政府である。その権威を守るためには、重大な責任が発生するリスクをなるべく担わないで済むように、他の主体に担わせなければならない。また、その権威を維持するために必要なコストも、他に担わせることで軽減できる。

そのような発想の下で、電力会社が国によって設立された事情があることを、この消息は明らかにしている。

この国と電力会社との関係性は、電力会社と協力企業とのあいだにも転移される。格付けの上位に位置する存在は、主体的にリスクとコストを引き受けてくれる存在を、自分がコントロールする系列内の上位に位置づけることが可能である。

したがって、１９４０年体制で序列のなかで下位にあるものは、自発的に服従する姿勢をアピールすることを身につけなければ、その序列のなかでの存在が危うくなる。

しかし同時に、重要な結果につながる決断の責任を可能な限り引き受けないように、他の者に押しつけるリスク管理にも、熱心になる。

このようにして、１９４０年体制が「日本的ナルシシズム」の心理体制を生み出し、この心理に強く影響されている者が、社会的に重要な地位を占めることで１９４０年体制が強化され、そのことが「日本的ナルシシズム」の心理を強化する循環を生じているのである。

しかしこのことが、重要な人間疎外に通じることは明らかであろう。

震災後に、ある東京電力の関係者から次のような話を聞いた。

その関係者も、双葉町の住人であった。原発事故で故郷を失い、別の地域で避難生活を行いながら、東京電力で地域住民からの苦情の電話を受けるサービスに従事した。

双葉町の住人から、ふるさとに戻れない苦しみを聞かされ、「お前たちにはその苦しさがわからないだろう」と厳しく責められた。

「自分も双葉町の住人だった」といいたいが、それを口に出すことはできなかった。

そうすれば、次には「東京電力は、双葉町の関係者を盾にして責任逃れをしようとしている」と会社が非難されるだろう。

だから、つらくても黙って聞いていた。

政府の直営事業としての廃炉作業

私は現地で活動する東京電力および協力企業の方々の、震災後の努力と献身をこころから尊敬しているし、そのことに深い感謝の念を抱いている。

もし原発事故が何らかの償いを要求するものだとしたら、この方々こそは、もっとも真摯にそれに取り組んできた人々の一部であろう。

あの原発事故の時に、命がけで事故収束に向けて奮闘した方々がいなければ、さらに事故が拡大し、より悲劇的な事態が出現していた可能性がある。

先に引用した「国会事故調報告書」にも、次のように記載されている。


「(当委員会の問いに対して)彼らが語ったのは、プラント運転を担う運転員としてのプロ意識と、家族の住む地元への愛着心であった。幸いこのような環境を経験せずに済んだほかの原子力発電所の運転員にも同じような気概があり、逆にそのような気概のある運転員の勇気と行動にも支えられ、危機にあった原子炉が冷温停止にまで導かれた事実は、特筆すべきである。」


しかし、この人々の労苦は十分に報われていない。

逆に、同報告書によると「原子炉事故の危険や恐怖が公知となった今、仮に次の原子炉事故が起こった場合にも、本事故と同水準の事故対応を期待できるのか」「そのような論題を真正面から議論するだけでも、原子力を継承する次の人材が確保できなくなるのではないか」という懸念が示されたとされている。

私は、勤勉や献身のような「日本人の美徳」が損なわれているとするならば、それは日本的美徳に批判や攻撃を行う人々によるものよりも、「日本的美徳」を体現する人々を何らかの意味で搾取の対象として恥じない勢力の存在によってそうなっていると考える。

私には、東京電力の本店が、現地の自社職員、あるいは協力企業の職員たちを、自分たちを守る盾として利用しているように見えることがある。

事故を起こした福島第一原子力発電所の廃炉の作業は、日本国政府の直営事業として行うことが本来的ではないだろうか。

そうであれば、安全性や雇用の確保についてさまざまな問題点が指摘されている廃炉の事業への信頼性を高めることができるだろうし、そこに従事する人々の身分や福利の補償もより確固としたものとなるだろう。

そして近隣住民の安心感も高めることができる。もしそうすることで「廃炉の費用が高くなり過ぎる」と主張する者がいるのならば、その人々はその高くなる費用を誰に担わせようとしているのかについて、問われるべきである。

東京電力「３つの誓い」の虚しさ

少し、私個人の考えの変遷について説明させていただく。

原発事故が起きた時の私は、都会の大学関係者にありがちな、心情的左翼とでもいうような立場で、やみくもに政府や東京電力を批判する意識に強くのみ込まれてきた。

しかし、福島県に移住して、自衛隊や警察、消防、行政、東電の関係者を含む地元の方々の必死の努力を間近で見て、その心情に変化が生じてきた。

そして、反原発運動の、立派な主張と行動の無責任さのギャップを感じるようになり、当初の自分の立場を反省し、いわゆる保守的な立場に自分が近づいていることを感じていた。

しかし今回、次の二つの事実への認識を深め、原発に反対する意図を明らかにするべきだと改めて考えるようになった。

一つは、複数の関係者から、原発事故に関連したＡＤＲ（紛争解決センター）による和解案を、東京電力が拒否する事例が増えているという指摘を聞いたことである。

ＡＤＲは弁護士会などが運営する組織で、直接の交渉や裁判以外の方法で、仲介者も介入することで紛争の解決を目指す方法である。原発事故の場合には、国によって原子力損害賠償紛争解決センターが設置されている。

たとえば、事故によって強いられた避難による営業損害への賠償などは、こちらを通じて請求される場合が多いが、最近は東京電力（および背後に存在する国）がセンターから示された和解案を拒絶し、賠償を打ち切ろうとする流れが強まっている。

東京電力が自ら掲げた「３つの誓い」（①最後の一人まで賠償貫徹、②迅速かつきめ細やかな賠償の徹底、③和解仲介案の尊重）が、虚しく聞こえる。

国および東京電力は、震災後の苦難の時を乗り越えて、再び１９４０年体制における系列上位の存在として行動しても、日本国内の残りの大多数が、それを忖度して系列下位のふるまいを受け入れるようになったと判断したのだろう。

だから日本は原発を輸出する

そして注意しなければならないのが、原発の海外輸出を果たそうという動きである。

主に参照したテキストは、２０１４年に出版された鈴木真奈美による『日本はなぜ原発を輸出するのか』である。

この著者によれば、日本国政府が原発輸出に前のめりになるきっかけが、2001年に誕生したブッシュ政権が提唱した原子力回帰策であり、そこで意図されたのはアメリカが世界におけるエネルギー安全保障の面から原子力発電の位置づけを見直し、世界の原子力の平和利用のリーダーシップを維持することだった。

ブッシュ政権以前のアメリカでは、スリーマイル島の事故の影響や、初期投資がかかることが敬遠されたことから、アメリカの原子力発電産業は危機的な状態に陥っていた。

この状況を好機と見て、積極的な活動を始めたのが日本の原子力産業であり、政府もそれを全面的にバックアップする姿勢を示している。

ブッシュ政権後は、アメリカであっても原子力発電への姿勢は積極的ではないという。そのなかで、日本が活発な活動を行って、この分野におけるシェアを確保して主導権を確保できれば、経済活動のみならず、安全保障においても今後も国際社会のなかで存在感を維持できることを期待しているのだろう。

導入に前向きでない国に対しては、初期費用の融資も日本国政府が準備して売り込みを行っている。

しかし、それだけの融資を行った上でそれが回収できる保証はなく、もし原子力発電所の事故が発生したり、売却した国が原発の技術を用いて核兵器の開発などを行ったりした場合には、日本も責任を問われる可能性は十分にあるが、そのリスクは真剣な考慮の対象となっていない印象である。

すでに述べたように、1940年体制は、それに適応する日本的ナルシシズムの心性の強い個人を生み出す。そしてそのような個人が、1940年体制を存続させるような経済と社会の体制を創り出すという循環を継続するのである。

心理学における反復強迫という言葉を連想する。そこから脱却するためには、この問題点を十分に把握した上で、それをやめるという明確な意図が必要である。

しかし問題は、ほとんどの日本人が、今までの来歴も現在のあり方も、このシステムに丸っきりのみ込まれていて、それに依存しきっていることである。

それを、外部の特権的な立場から批判するような姿勢で事足れりとする個人は、このシステムから徐々に疎外され、そのことによって社会との関係性が疎になり、弱体化してその影響力を減らしていくことだろう。

むしろこのシステムの内部において責任のある立場を引き受けつつ、このシステムへの依存度が低い富を蓄積していくことを意識する個人が増え、そういった人々の影響力が強まっていくことが、この苦境を乗り越えるために求められている。

多くの行方不明者がいる、それを探す人がいる

もうすぐ3月11日である。

私が被災地にいて気がついたことの一つは、3・11の日に反原発運動にかかわる人々が、現地の人々の心情を省みることなく自らの政治的な主張を行ったことに対して、地元の住民たちが激しい怒りや拒否反応を示したことだった。

1940年体制や日本的ナルシシズムを私が批判するのは、それが人間を疎外する質を含むからである。しかし、それを批判したいあまりに、その批判行為自体が人間性の疎外を行ってしまっては、本末転倒である。

小論の冒頭に紹介した学会のシンポジウムの後で、南相馬の地元に戻った私は発表した内容について知

人に見せて感想を求めた。

基本的には好意的に聞いてもらえたのであるが、一番強い反響があったのは、たくさんあったスライドのなかのたった一枚に対するものだった。

それは「東日本大震災における死者数直接死（ほとんどが津波）：15、893人（宮城県：9、540人岩手県：4、673人福島県：1、613人南相馬市：588人）、行方不明：2、553人、震災関連死：3、591人（宮城県：936人岩手県：463人福島県：2、147人南相馬市：497人）」という内容だった。

このなかでも「行方不明者」について、自分の身近な人や周囲で、まだ行方不明のままの人がいること、そしてその近親者が、まだ必死にその人々を探し求めていることを話してくれた。普段は、そのような内容をその方々が語ることはほとんどないので、とても驚いた。

私の編集者になってくれている方は、小論を3月11日より少し前に書くことを勧めてくれた。私はそのことに、とても感謝している。

特に被災地では、3月11日にはこのような理屈は控えて、亡くなられた方々への哀悼の思いを示すことに時が費やされるべきであるからだ。

第3部
日　本

日本の「変わらなさ」へのささやかな抵抗

2013年1月

「日本の変わらなさ」に挑戦できるような言論はいかにすれば可能だろうか。これまで、いろいろな立場から「日本文化」への批判が行われた。そして一部の極端な批判は社会の外部に排除されて勢いを失い、他の大多数は角を丸められて相対化され、結局は取り込まれる。そんなことがくり返されてきた。2011年私たちは、福島第一原子力発電所の事故を経験した。それについて多くのことが語られたが、やはり、同じことが反復されようとしているかのように思える。何とか、その反復の外に出る道を探したい。

反復そのものを主題にして記述するところから始めよう。「同じことをくり返すということ」そのものを、この上もなく愛好する性質が私たちにはあるのではないだろうか。同一化への強い欲望があると考えるとどうなるだろう。突然だが、『日本文学史序説』で加藤周一は、近松門左衛門の『仮名手本忠臣蔵』の人気の理由を、仇討ちが「四十七士」の団結した行動として行われたからであると指摘した。つまり、さまざまな事情があっても、「危機にはそのすべてを超えて団結する。あるいはむしろ潜在的に強固な団結としてあらわれうる集団に『四十七士』のそれぞれが属していたということ。問題は、その所属感のすばらしさ・魅力」が、日本人のこころを惹きつけてきたのだという。そして、原子力発電所の事故の後に、このような一体感が現れないことに、私たちは強い欲求不満を感じている。

原子力発電所の問題は人を分裂させる。逃げるべきか、留まるべきか、リスクは確率でしか表示されない。むしろそういう数字があることが、ありがたい事態なのだということを、私たちは学びつつある。絶対に正しい選択肢を教えてくれる権威が存在しない状況が、くり返し出現する。その度に私たちは考え、決断しなければならない。しかし、そういう現実に投げ込まれている事実を認めることに抵抗し、「全体に従う」ことで解決できると信じ続けたい頑強な願望が、私たちのなかに存在しているのではないだろうか。

精神分析家のW・ビオンは、「考えること」ができなくなるこころの病理的な状態として、現実的な思考を「道徳的な万能感」に置き換えてしまう傾向について論じた。日本社会では、「全体に合わせる」という美徳に適っていることが、この「道徳的な万能感」の内容として採用される。そうすると、提出された何らかの命題について現実的・科学的に考えることよりも、その発言についての「集団の一体感を保つものか否か」「空気を読んでいるか」という道徳的な判断の方が優先されるようになる。このような傾向を、「日本的ナルシシズム」と呼びたい。

村重直子の『さらば厚労省』では、現実的な思考よりも、所属官庁の権益を優先する判断を行い、そのことがあまりにも自明で葛藤を生じる余地もなくなってしまった一部の役人の姿が描かれている。そのなかから一部を引用する。「私は医系技官になって、彼らのこんな会話を耳にした。『現場を知らないからできるんだ』『それを知っていたら、俺たち、こんな政策決められないよなあ』『それ』とは、たとえば『現場の声』であり、論文である。現場の常識を知らないことを棚にあげ、『知らないからこそできる』と開き直っているのである。そして間違いを認めることもなく、『知らないからこそできる』と言っている人が、外に出るとこう胸を張るのだ。『我々の使命は国民の健康を守ることです』なぜ、こんな矛盾だらけの発言になってしまうのだろうか。ある医系技官は、こんな話をする。『医系技官の世界では、そういう考え方が先輩から後輩へと受け継がれてきたからね』これが医系技官ムラに伝わる常識なのだ」

厚労省以外でも、たとえば「東京電力福島原子力発電所事故調査委員会」の報告書では、電気事業者について厳しい指摘が行われている。「学会等で津波に関する新しい知見が出された場合、本来ならば、リスクの発生可能性が高まったものと理解されるはずであるが、東電の場合は、リスクの発生可能性ではなく、リスクの経営に対する影響度が大きくなったものと理解されてきた。このことは、シビアアクシデントによって周辺住民の健康等に影響を与えること自体をリスクとして捉えるのではなく、対策を講じたり、既設炉を停止したり、訴訟上不利になることをリスクとして捉えていたことを意味する」

そして、力関係を背景に所属集団の内部の事柄を理想化して秘密を守り、外部の問題点のみを指摘することに由来する万能感は、単に精神的なものだけではなく、実社会における「支配 - 被支配」の関係とも関連している。村重は、医系技官のあり方について「砂上の楼閣を守るために新たな仕事を作り出さずにはいられない。こうして、次々と医療に口を出すようになった。その主な手段が医療費抑制と、補助金行政、通知行政である。（中略）どの病院に補助金を渡すかを決めるのは役人だ。医療費抑制政策によってほとんどの病院は赤字経営を強いられているから、補助金を受け取れるか否か、病院にとっては死活問題だ。だから多くの病院は、嫌でも役人にひれ伏すしかない」と論じた。東京電力と監督官庁の関係について、前述の事故調査委員会の報告書は、電気事業者について「原子力技術に関する情報の格差を武器に、電事連等を介して規制を骨抜きにする試みを続けてきた」と指摘している。ここからも、組織がその内部と周辺の個人を、「組織が空気と一致することによる万能感」のなかにのみ込んでいった様子が推察される。

閉鎖的な組織に一致することから生じる万能感は、中央よりも県や市のような地方自治体・医療機関・他の私的な組織においても往々にして認められ、そちらの方が強烈であることも少なくない。さらに、「知らない」と開き直ることで責任を回避し、問題を外部に押しつけ続ける依存性は、一般国民のなかにより露骨に現れることがある。そしてそれは「普通の市民感覚」として、近年称揚され続けてきたのである。日本的な精神性の負の側面を一部の組織に投影してそれを攻撃することは、この自己愛的な万能感の問題を解決するどころか、疑似解決を与えることで、かえってそれを強化してしまう可能性がある。批判のための批判を行うことで感情的なカタルシスを得ることはできても、経験のある実務担当者を、情熱はあっても具体的な能力に乏しい人々に置き換えてしまうのでは、いたずらに社会を混乱させるだけである。私はただ「厚労省が悪い」「東京電力が悪い」と主張したいのではない。それよりもむしろ、私たち国民の一人一人が、「全体と一致することによる万能感」に耽溺することで満足し、それと独立した個人としての責任ある判断をし行動することとのあいだに、あまりにも葛藤を感じなくなっている現状に警告を発したいのである。

日本論の古典である中根千枝の『タテ社会の人間関係』には、「とにかく、痛感することは、『権威主義』が悪の源でもなく、『民主主義』が混乱を生むものでもなく、それよりも、もっと根底にある日本人の習性である、『人』には従ったり（人を従えたり）、影響され（影響を与え）ても、『ルール』を設定したり、それに従う、という伝統がない社会であるということが、最も大きなガンになっているようである」と記述されている。このような前近代性を脱却できない国民が、近代医学や原子力発電のような技術を、安定して制御し続けるのは不可能なのではないのだろうか。

精神科の一臨床医としてうつ病臨床にかかわった経験を通じて、「日本的ナルシシズム」と呼ぶべき精神構造が、個人の内側にも存在することを確信し、それは閉鎖的な所属集団の精神性と密接な関連をもつと考えるようになった。

「その特徴の第一は、個人と集団の間、あるいは集団の成員間の境界が曖昧であり、力動的な布置が容易に相互浸透することである。これは日本人の集団において、他の文化圏における集団よりも顕著である。日本的ナルシシズムの心理構造は、個人力動における構造であると同時に集団力動における構造でもある。

第二の特徴は、一体化願望の強さ、分離への強い拒否的傾向である。集団の凝集性は常に高く維持されることが指向される。そして集団と個人、個人間の関係の基本は自己愛的同一化である。個人が集団の内側に密着しており、限られた空間の中での緊密な相互作用を通じてお互いに似た者となっていくことが適切な事態と想定されている。

第三の特徴は、個人も集団も自己愛的な幻想を抱いていることである。個人が自らの利害を離れて集団のために献身すること、あるいは個人が全体とつながっていることには、困難な状況に対する万能的な救済能力があると感じられている。」（堀、２０１１）

このような精神病理のもつ破壊性が、原子力発電所の事故によって明らかになったといえるだろう。否定的なことばかり書いてきたが、最後は希望を語って本稿を閉じたい。

私は今、福島県南相馬市で暮らしている。絶望させるような同じ病理の反復を目にすることも、確かに少なくはない。しかし同時に、大震災と原子力発電所の事故は、日本的ナルシシズムのもたらす幻想に正しく絶望し、多くの個人がそれぞれの立場で、真剣に現実とかかわり始めるきっかけとなっている。よく目を凝らせば、そのような個人が少しずつ力を身につけている様子を見ることもできるのである。そして、葛藤を超えて確立された個人同士のつながりが回復された時に、私たちは福島の経験を超えて、ナルシシズムの病を克服し、真の日本的な誇りを取り戻したといえるのだろう。

羨望とその破壊性についての警告

2013年6月

私はこれまで日本社会におけるナルシシズム（自己愛）の成熟の困難と、その現れについて報告してきた。その目的は何よりも、羨望 envy という感情とそれがもたらす破壊性について明らかにし、その危険性が日本社会においてほとんど意識されていない現状について警告をうながすことであった。

強すぎる感情が自分のなかで刺激される時に、人はその感情にのみ込まれてしまい、自らがその感情に突き動かされて行動していることに気がつくことができない。特に、自分が抱いている否定的な感情については、意識的な訓練を欠いている場合に自覚することが困難である。

精神科の治療技法に、アンガー・マネジメント（怒りへの対処）というものがある。自らの怒りを自覚し、それをなだめるような行動に習熟することを目的としている。これによって、意識しないままに怒りに取りつかれて行動してしまうことを防ぎ、強い怒りが刺激されながらも、それを抑圧することから生じる内面の緊張感の高まりを緩和することができるようになる。同様のエンビー・マネジメント（羨望への対処）と呼ぶべき治療技法の開発が、このナルシシスティック（自己愛的）な社会においては強く必要とされているのかもしれない。

ナルシシスティック・パーソナリティー（自己愛人格）の特徴は、自らの自己愛的な満足が傷つけられた時の怒りと（憤怒 rage と呼ばれることがある）、他者が自分のもっていない良いものを所有していると感じた時に生じる羨望の激しさである。

　母親に抱かれている弟を見て、狂おしい苦痛を感じて顔を蒼ざめさせる幼児の姿。羨望がどういうものであるのかを説明するのに、そのようなイメージで説明されることがある。

　精神分析で羨望と嫉妬を使い分ける場合、前者の方がより激しい原始的な感情であるとされる。嫉妬は、同じ社会や集団のなかで、ともに生きていく前提を当然と受け入れた上で、自分より優れたものを「うらやましい」と思うことである。これには日常の生活を活気づける肯定的な意味合いもある。それと比べると羨望が刺激された場合には、自分より優れたものの存在を許容できなくなってしまう。内的には、自分より優れた対象を破壊してしまうこと（自分より優れた存在を意識させられることは、自らの未熟な自己愛の満足を傷つけ、強い怒りを刺激するからである）、相手に取って代わってその良きものを簒奪することについての空想が活発となる。そして、この羨望の感情に無自覚なまま、それにのみ込まれて行動することは、自分もしくは相手を著しく傷つける結果にいたる可能性が高い。

　精神科の治療場面で、ナルシシスティック・パーソナリティーの治療は困難であるとされる。それは、その患者が治療者のもつ良いものと出会った時に、その良いものを内在化させて自分の力へと変えるのではなく、それとは逆の治療者や治療関係を破壊することの空想が活発となってしまうからだ。現実的な問題解決を目指すことよりも、羨望が刺激されることによって高まった内的緊張を、破壊的な行動を通じて発散させる快楽原則の方が優勢となりやすい。

　さて、残念ながら現在の日本では、社会も個人もナルシシスティックな傾向を強めてしまっている。私の目からは、羨望とその破壊性が猛威をふるっている状況が頻繁に現れており、それが年々深刻になっているのであるが、その問題が意識されることは少ない。この機会にその内容が多くの方に共有されるようになることを切望している。

「日本的ナルシシズム」においては、「自分の所属集団のために、自らを殺して献身する」姿が自我理想として掲げられていると論じてきた。それでは、現実と出会う経験を通じて成熟することができないままに、空想のなかで自己愛的な自我理想が肥大した場合に、どのようなことが起こるだろうか。

「甘え」の研究で有名な精神分析家の土居健郎は、ある著書のなかで次のように論じている。「みんなを平等にしようとするのは、妬まないようにするためです。平等とは妬みをなくすためにつくられた人間の知恵なのです。それが、現在の主なイデオロギーとなっているのですが、それでも妬みはやはり起きます」「みんなが平等でなくてはいけない、差別を撤廃しましょう、と言っていれば、誰も妬みが問題になっているとは思わない。むしろみんなが拍手して、褒めてくれる。差別撤廃や社会正義などを一生懸命にやっていると、自分の妬みがどこかへ行ってしまう錯覚を覚えます。本当は妬みが存在するのに、妬みがないという前提で話が進みます。そこに現在の非常に難しい問題があります」「妬みというものは、静かに潜行するから怖い。現実に深くひろく潜行しているのに、その妬みを認識しないで問題を解決しようとしている。今の日本は、そういう危険な状態に陥っていると思います」

ここから「出る杭は打たれる」という事象についての心理学的な解釈が可能となる。ある突出した人物が現れたとする。これは、ナルシシスティックな集団における各メンバーの強い羨望を刺激して、その突出した人物の欠点や弱点を明らかにしたいという欲望を煽る結果となる。そして徹底的に調べれば、その人物の自己本位な部分や集団よりも個人を優先している場面を見つけ出すことは容易である。そこで「完全な平等」と「自分を殺す献身」を理想としている集団が、個人を糾弾する根拠を手に入れる。その突出した個人は、徹底して足を引っ張られることになるが、足を引っ張っている当事者たちは、自らが羨望に突き動かされていることの自覚はないまま、「個人の名声や利益のために集団を利用する人物」を排除するための、正義を実現していると考えているのである。ここでは、集団にとって有為な人物と集団が適切な関係をつくるという現実的な課題を達成するよりも、「見えない多数」が自らの羨望に由来する攻撃的な感情を発散させる材料として、有為な個人を道具として利用する快楽原則の方が、優先されているのである。

当然これは、いじめや自殺の問題とも関連している。優れていることも含めて、「自分を殺して集団に献身すること」を自我理想とする日本社会では、少しでも周囲と異なっていることは危険なのである。そしてこの傾向は、この数十年強まり続けており、ますますその危険性を高めているように思える。

その結果として当然、若い世代ほど、目立つ場所に出ることや、責任ある立場を引き受けることを回避するようになる。そして、そのようにして集団の敵意を向けられる可能性を回避した若者も、自らのナルシシズムを成熟させる機会を失い、万能感を満足させることができる空想に没頭する傾向が強まってしまう。

このような自己愛的な集団の凝集性を維持する方法としては、次の二つが用いられてきた。一つは「徹底的に平等を強調すること」であり、もう一つは「上下関係を明確にして、それを厳密に維持すること」である。日本において前者の平等主義が戦後に優勢となったが、戦前の軍国主義において圧倒的であった後者の考え方が、戦後においても脈々と生きていることは、日本社会にかかわる人間であれば十分に理解しているだろう。もちろん、この二つは両立しない。社会をまとめるためのこの二つの原則の関係について、原理的な考察が深められる機会はきわめて乏しく、その時々の力関係によって、二つの原則のどちらが優勢となるかが決定されてきた。そして、このあたりの「空気を読む」ことに熟達することが、日本社会で生きていく上で求められる能力であった。自戒も含めて、全く場当たり的であったといわざるをえない。

「ナルシシズムの成熟をうながす」という観点からは、強いていうならば、後者の「明確な上下関係を厳守する」集団の方が優れている点が多いように思える。自分の立場についての明確な限定を受けながら、特定の知識や技術に習熟することを通じて、具体的な問題解決に携わる機会に恵まれることは、未熟なナルシシズムの限界を知り、それを修正することを可能とするであろう。しかし、組織内の立場が強い人物が、組織の陰に隠れて現実とかかわることを他人に押しつけてしまい、その成果は得ようとするが、責任は取らずに現場にいる当事者にリスクを帰する行為が横行した場合には、このように論じることはできずに、「平等主義」の強みが主張されるようになる。

しかし、戦後の民主主義の問題も明らかである。「平等」が確保された集団のなかでのみ過ごしてきた個人は、上下関係のある競争社会で自分が劣位にある時に刺激される羨望などの感情に対処する術がわからなくなっている。ディスチミア親和型という現代的な抑うつについての研究で有名な精神科医の樽味は、「この若い世代では、可能な限り競争原理が被覆された環境のもとで成長した場合が多い。前述のように、すでに競争原理の家庭内への持ち込みもなくなった世代である。その無風空間から何の備えもなく一般社会に出立した時、実は存在していた競争原理に、彼らはいきなり直面することになる。彼らの神話であった『個の尊厳』は、彼らが期待する形ではそこには存在しない。その意味では、この世代が越えねばならないギャップとしては、この50年間で最も大きくなっているかもしれない。それに対抗するために彼らがもっているものは、それまで試されることさえないままに保持されてきた、幼い万能感でしかないのである。それを守るためには、彼らは自己愛的にならざるをえない。それはもっとも罪業感から遠い症候を構成する」と論じた。

全体主義的なタテ社会のヒエラルキーの維持を主軸とした社会の運用方法と、戦後の万民平等主義の社会の運用方法が、硬直したまま相互排除的となり、どちらも健全に機能できていない現在の困難をいかにして乗り越えることができるだろうか。

その両者において理想とされる「自分を殺して全体のために献身する」というあり方には、美化されて隠蔽されてはいるが、本当の意味で考え、決断する責任を個人が負っているという事実が、回避されているといえるのではないだろうか。私は、やはり西洋近代が達成した「自我の確立」という課題に取り組むことが必要であると考える。「近代的な自我」の問題点がその後の思想的な展開において、再三にわたって指摘され議論されてきたことを踏まえても、日本社会が直面している問題を解決するためには、この企てが是非とも必要であると考える。それは決して、社会や他の個人との力関係で自分が優勢になることのみを目指すのではない。そこには、羨望のような自分の否定的な感情についての洞察をもち、それに対して責任を負える主体となることも含まれている。そして、「自分を殺す」という自我理想を断念し、自分の自我を確立することを通じて、他者の自我も尊重できるようになることが目指されるべきである。

それが可能となった段階で、多くの日本人が抱いている過度の「日本社会」への依存を、乗り越えていくことができるだろう。私が行っているような、日本社会についての空想を繰り広げることも、日本に対しての私の依存の現れなのだ。本当の自我が確立されている個人は、困難に出会った時に「日本が悪い」などという考えに没頭することなく、現実の問題解決のための道を探るであろう。私の饒舌は、そのような人々の実践に及ぶものではない。「日本的ナルシシズム」論に意味や価値があるとすれば、それはこのような「日本」についての思弁を終わらせ、現実的な課題へと人々の目を向かわせることにある。

現代日本における意識の分裂について（1）現代うつをめぐる考察から

2014年1月

「日本」について考えるのが難しいのは、日本が「西洋近代」という参照枠に対してねじれた関係にあるからである。西洋近代の精神性は、現在のあらゆる信頼のおける学問の基盤になっている。その一方で、明治以来の日本と西洋近代の精神性とのかかわりは、「和魂洋才」の言葉に表されるように、全体としての受け入れは拒否しつつ部分的には強く同一化を目指すという歪んだあり方が中心であった。このことの影響を明らかにすることで、現在におけるさまざまな社会問題について考える一つのヒントが与えられることが期待できる。

(1) メランコリー親和型の黄昏とうつ病像の変化

私の専門とする精神医学の領域から最初の話題を取り上げたい。「現代うつ」という言葉が一般に流布され、社会的な当惑を引き起こしている。「うつ病」と診断された人物が、たとえば自分の好きな趣味などには熱中するものの、職務に関連すると意欲が低下する事例が散見され、それに対しては「現代うつは本当に病気であるのか」という疑念が呈されることがある。

それでは典型的なうつ病とはどのようなものだろうか。この質問に対して十年前の日本の精神医学ならば、「メランコリー親和型や執着気質のような病前性格をもつ者が罹患するうつ病」という回答が、当然のようになされたであろう。メランコリー親和型はドイツの精神科医のテレンバッハが、執着気質は日本の下田が報告したもので、前者は几帳面で良心的な、対他配慮が勝る性格の持ち主であり、後者はそれと類似しているが熱中性や精力性など、物事にのめり込む傾向が顕著な性格を指している。このような性格の持ち主が、困難な周囲の状況に巻き込まれ、良心的にふるまおうとして自縄自縛に陥ったり、過労から消耗状態を呈したりするなかで、ある限界を超えて性格の環境への反応だけでは説明できないような身体的な変化が生じるものが典型的なうつ病と考えられた。これに対しては、然るべき社会的な敬意が払われながら適切な休養が与えられることが妥当と判断されたのである。

ところが、このような病前性格論が注目されたのはドイツと日本ばかりで、それ以外の国ではあまり注目を集めなかった。このことと、その両国が他の西洋諸国より遅れて近代化を開始し、国全体を強烈に組織化して諸外国に追いつこうとした歴史上の経緯を結びつける議論がある。個人に国家nationという大きな組織の一部となる献身を行うことが、強く求められたのである。メランコリー親和型の特徴は「社会的な役割への同一化の強さ」と論じることが可能である。この性格を有する人物の「几帳面さ」「対他配慮」は、あくまで周囲の小さな人間関係や職場環境において発揮されるのであり、個人的な愛情関係や普遍的な価値に対しては、むしろ冷淡であったり鈍感であったりする。テレンバッハはさらにメランコリー親和型について、「自己肯定の義務が欠けている」と述べ、「正義の基準を奇妙なまでに他者の手に委ねたがる傾向」があると指摘した。社会への同一化が強く、個人としての自我が確立されていないのが、メランコリー親和型であると理解できる。

このような議論を行う時に問題となるのが、西洋近代が論じる「自我」の倫理的な意味や価値である。テレンバッハがメランコリー親和型を「自我を確立できていない」と批判的に論じた時のように、西洋近代の立場は「自我」に高い位置を与える。普遍的な「人間そのもの」に価値や意味を見出し、その確立を自らの文化の課題であると引き受けたのが西洋の近代初頭の精神であった。この基準においては、メランコリー親和型は劣った人格であると判断されてしまう。いわゆる批判的な形でなされる「日本論」には、このような文脈に沿っているものが多い。

しかしその後、事態に最終的な裁定を行う権威の立場にあったはずの「西洋近代」の精神性に対しても、さまざまな場面で批判が行われることとなった。そもそも、日本を含めた世界の他の地域において、具体的な社会における立場を超えた普遍的な「人間」が、文化における主題として真剣に取り上げられることは、必ずしも頻繁ではなかった。事実、「メランコリー親和型」を日本に紹介した世代の精神科医のなかで、精神分析などを参照しつつ「自我」の強化を通じてうつ病を治療する可能性が模索されたことがあったが、臨床場面で混乱を生じることが多く、この問題に深入りすることを避けることが妥当であると考えられるようになった。「普遍」を強く志向する文化は、歴史上必ずしも「普遍」的ではなく「特殊」であった。二つの世界大戦や共産主義の失敗などを通じて、西洋近代が掲げた普遍的な「自我」や「人間」への信頼性は揺るがされ、ポストモダンのような思想的な潮流も西欧では生じた（もっとも、近代そのものに近代を乗り越えようとする傾向性が内在しているという事情も存在している）。批判的な日本論に対しては、このような西洋近代の精神性の弱点を暴いてそれを逆に指摘するのが、一つの有力な反論法となっている。

今回の議論は、そのような「日本論」をめぐる状況からさらに一歩先に進むことを目指している。そのために確認したいのは、日本が「西洋近代」にとってねじれた立場にあることである。西洋的な自我の確立が真剣に目指されたことがないなど、全体としての西洋近代の精神性を受け入れていない点で、西洋近代の立場からは日本が遅れて見えることがある。しかし、問題が複雑になるのは、西洋近代自体が西洋近代を乗り越えたり解体しようとする運動を示すために、結果として「遅れていたはずの日本」と西欧が目指すものが一致したり、「近代的自我」に拘束されることが少ない日本の方がある意味では先に進んでいるように見える状況も頻繁に生じることである。さらに、個別の技術や知識については、日本における達成が他の近代的な諸国の先を行くことも少なくなかった。強い同一化の傾向は高い学習能力を保証するものでもある。日本の立場は、精神性の中心に「近代」を置くことは敬遠しつつ、超近代であるのと同時に前近代であるようなねじれの位置にあることを改めて確認しておきたい。

木村敏や樽味伸のような精神病理学者は、メランコリー親和型を単にうつ病の病前性格ではなく、日本人の特性と通じるところがあると考えた。そして、木村は日本人における自己が西洋近代の主張するような自我とは別様のものであることを示し、次のような議論を展開した。「突発的な激変の可能性を含んだ予測不可能な対人関係においては、日本人が自然に対して示すのと同じように、自分を相手との関係のなかへ投げ入れ、そこで相手の気の動きを肌で感じとって、それに対して臨機応変の出方をしなくてはならない。自分を相手にあずける、相手次第で自分の出方を変えるというのが、最も理にかなった行動様式となる。このようにして、日本人の人と人との間は或る意味では無限に近い、密着したものとなる。そこには、厳密な意味での『自己』と『他人』はもはや成立しない。自己が自己でありつづけるためには、自己を相手の中へ捨てねばならない。そして、相手の中に自己をもう一度見出して、それを自分の方へ取り戻さなくてはならない」このような自己が社会的な役割に同一化することを通じて、社会的な人間が形成されていくのであろう。西洋近代における「自我の確立」のような課題は、先送りされる。私はこのような記載から、西洋近代が直面した個の疎外という課題を乗り越える積極的な可能性と、全体主義的な潮流に抵抗できない否定的な可能性の両方を感じるのである。

メランコリー親和型の病前性格をもつ典型的なうつ病と、現代うつをめぐる議論が混乱しやすいのは、二つの問題が混在しているからだと私は考える。一つは、精神疾患に対する社会の偏見が弱まり、早期受診する軽症例が増加したことである。そのために、ある程度重症化してから受診することが普通であった時代につくられたうつ病治療の常識が、当然のように改変を迫られている。もう一つは、かつて日本国内で広く共有されていた「日本社会」への同一化が揺らぎ、価値観が多様化したことである。20〜30年前であるならば、患者も家族も、医療関係者や職場も日本社会全体への同一化が強かった。その時には患者の示す「同一化」の傾向を大切にする治療方針が奏功することが多く、道徳的にも正しいと考えられた。しかし、現代社会における状況は多様化している。精神科医の井口博登が「メランコリー親和型の強いものは、境界設定の曖昧な職場の中で、彼が『済まない』と感じる仕事があることに対してレマネンツ感情（注：負い目の感情に近い。注は堀）を刺激され、それを回避するために際限なく仕事を負う孤立した立場になる」と論じたように、同一化を行う傾向が強く個の確立が果たされない個人が、かつてのメランコリー親和型のように保護されずに経済的に搾取される可能性が大きくなっている。そのなかで、個別の状況への配慮が求められるようになっている点で、「現代うつ」への治療的対応は複雑で難しくなっているといえるだろう。難治例の経過には、日本人における自己と西洋近代の自我の相克のような、文化的な難問から生じる葛藤が関連していることがある（なお、臨床場面ではこのように解決困難な形で問題を定式化することは避けられねばならない。文化的な議論の場面であることを踏まえて、ここではあえてそうしている）。

本論ではここまで、うつ病像の変遷とそれに関する精神病理学的な考察を主な軸に、日本と西洋近代が文化的にねじれた位置関係にあることを示してきた。この考察は社会学者の佐藤俊樹の著書に多くを負っているが、文責はすべて私にある。今後は、西欧近代と日本とのあいだにあるねじれが現代の日本社会に意識の分裂をもたらしていることを明らかにし、その観点から福島の原子力発電所事故の問題についても取り上げたい。

現代日本における意識の分裂について（2）エディプス・コンプレックスと日本的ナルシシズム

２０１４年１月

予備論としてのメタサイコロジー（i）エディプス・コンプレックスと日本的ナルシシズム

人間のこころについて、それを閉じた計算機のアナロジーで考える立場がある。この場合に、一人の人間という固体のなかには、あらかじめ生存に必要な計算を行う材料が遺伝情報のような形で内在的に備えられており、それが時間経過に沿って展開することで、人間としての十全な知性が発揮されるようになると考えられる。この場合に精神の病は、機械の故障に譬えられる。

それとは異なる考え方をする現象学や精神分析のような立場がある。こちらでは、閉じた個人としての意識を、文化的に複雑な作業を経てようやくに到達できるものであると考える。自我のまとまりは損なわれやすいもので、乳幼児の意識にとって母の意識が分離しがたいものであるように、私たちの意識は社会や周囲の雰囲気と一体化しやすい。また、性欲などの衝動は、特に思春期などの人生経験が不十分な時には、自我のなかに統合できない精神の異物と体験されうる。個々の衝動が、個人の全体をのみ込んでしまうこともある。このような立場からは、個体と周囲との相互作用によって徐々にこころのなかに複雑な構造が形成されると考えられる。近代的な自我はそのような構造の一つである。

私はこれらを排他的にどちらか一つだけが正しいと考える立場をとらない。むしろ、どちらもアナロジーとして同等の資格があり、神ならぬ私たちができる最善の判断は、解決すべき課題に応じて最善のアナロジーを選択することであろう。

もちろん、精神分析的なこころの「構造」を考える立場に対しては、それが著しく実証性を欠くことについての強い批判がある。それが閉じた精神分析という空間のなかで展開された空想の産物に過ぎないことを否定するのは、決して容易ではない。しかも私は精神分析家ではない。本論で述べるのは、決して学会などで認められた教科書的な事実ではない。単なる一人の精神科医の意見であり、そのように扱われることを私は期待している。

私の目的は、それが「空想」に過ぎない可能性を認めた上で、その「空想」が実社会に影響を与えている様子の一部を記述することである。たとえば「お金」のことを考えよう。私たちが「一万円」と考える紙片を得るために、私は献身する。それは、その紙に「一万円」の価値があるという空想を私たちが共有しているからだ。このように「空想」の力は侮られるものではない。また、私の一連の論述が進むなかで、福島第一原子力発電所事故やそれによる「風評被害」について触れることになる。「放射能」が私たちのこころを騒がせるのは、物理化学的な存在としてのそれ自体として以上に、それが象徴的に私たちのなかに喚起する空想が力を及ぼすからである。そして、この国家の命運を左右しかねない大問題を前にして、私たちは問題の現実的な部分と空想的な部分を腑分けできないまま、混乱を続けているような眩暈を感じることがある。

私の目的は、日本社会が直面する問題のなかの空想的な部分について、私が「日本的ナルシシズム」と名づけた構造を参照枠に、詳細な記述を行うことである。

「日本的ナルシシズム」を説明する前に、それと対照をなす「近代的自我」という構造について確認しておきたい。フロイトは、「(近代的) 自我」は、「エディプス・コンプレックス」という体制を通過することによって達成されると考えた。このエディプス・コンプレックスは、幼児が母と交わることを望み、その母との交わりを妨げる父に強い敵意を向けることであると理解されている。しかし本論では、エディプス・コンプレックスについてはそれよりも抽象的な水準での理解を用いる。個人が、自分の周囲と全く一致しているような (空想的な) 一体感のなかに満足しきっている状況をまず想定する。それに水を差す第三者が登場し、一体感のなかに留まれなくなった個体は強い欲求不満を体験する。批判的な言説も、このような第三者の役割を果たすことがあるだろう。やがて強い葛藤を経て、個体と、元来は一体であった環境 (母) と、欲求不満をもたらした第三者 (父) の関係は、緊張を孕みながらも安定したものとなっていく。これを通過してはじめて「個」としての意識に目覚めた、「近代的自我」という構造が成立すると考えられる。

「現代日本における意識の分裂について (1)」で論じたように、西洋近代の文化において「(近代的) 自我」に与えられた価値は、とても高かった。したがって家庭においても、子どもに対して「個」の意識を高めるような働きかけが幼少期から行われやすかったと考えられる。そして、ある程度の年齢までにはこのような「近代的自我」という構造が成立している個人を前提として、法や契約などの概念を中心とした西洋近代の社会的な制度は構築されたと考えられる。

しかし、日本社会は伝統的にそれとは異質の構造をもっていた。法学者の川島が1967年に、「日本社会の基本原理・基本精神は、『理性から出発し、互いに独立した平等な個人』のそれではなく、『全体の中に和を以って存在し、…一体を保つ［全体のために個人の独立・自由を忘却する］ところの大和』であり、それは『渾然たる一如一体の和』だ、というのである。（中略）『和の精神』ないし原理で成り立っている社会集団の構成員たる個人は、相互のあいだの区別が明らかでなく、ぼんやり漠然と一体をなしてとけあっている、というのであり、まさにこれは、私がこれまで説明してきた社会関係の不確定性・非固有性の意識にほかならないのであって、わが伝統の社会意識ないし法意識の正確な理解であり表現である」と記載したような姿の方が、少し以前までの日本の集団や組織の記述として正確であろう。私は、日本文化においては、個の分離をうながすエディプス・コンプレックスの働きが弱かったことを主張したい。その結果として、日本人の意識の成熟は、西洋人のそれとは違った経路を経て行われたのではないかと推測している。

西洋社会では幼児期に母との一体感からの分離を強制され、個人として社会や組織のなかで法や契約を媒介として周囲との関係をつくっていくことが標準的な有り様と考えられた。それと比較して、日本人の意識構造の成立においては、分離を意識することは先送りにされる傾向がある。母との一体感は、比較的強い形で家庭や学校、会社などへの一体感へと横滑りしていく。分離が強く意識されるのは、実社会において「社会的な役割への同一化」が果たされる段階である。ここにおいて、全体の空気に流されるままに「分不相応な」言動をすることについて、社会からの強い制裁を体験することとなる。その上で社会のなかで「役割」を獲得し、その役割を通じての現実的な経験を積み重ねることで、個の意識の周囲からの分化が進み、西洋近代における「自我」と比べても遜色のない「日本人」の誇るべき精神性がつくり上げられていったと私は考えるのである。

しかしながら、「日本人」の意識の成熟を妨げる二つの発達上の難所が存在する。一つは、同一化すべき社会的な役割を得ることができない場合である。「個」としての意識が未成熟な場合に、職業などの立場を得られないことによる弊害は大きくなる。もう一つは、社会的な立場を得たとしても、所属集団が構成する意識への閉鎖的な同一化を強めるばかりで、その外部に働きかける「現実」にかかわる経験から疎外される場合である。そういった状況で生じるのが、「日本的ナルシシズム」とも呼ぶべき病理的な精神構造で、全体に漠然と一体化している意識から根拠のない万能感を得て、刹那的な反応をくり返すことがその特徴となる。

後者について、一つの例を挙げて説明したい。3年前の原発事故について、国会事故調査委員会の報告書では、電気事業者についての厳しい指摘が行われた。経営効率を高めることを共通の目的として同一化を深め、津波による事故のリスクについての外部からの指摘を過小評価し、それを意識から排除するように努めていた経営陣の意識の閉鎖的な様子が記述されたのである。「学会等で津波に関する新しい知見が出された場合、本来ならば、リスクの発生可能性が高まったものと理解されるはずであるが、東電の場合は、リスクの発生可能性ではなく、リスクの経営に対する影響度が大きくなったものと理解されてきた。このことは、シビアアクシデントによって周辺住民の健康等に影響を与えること自体をリスクとして捉えるのではなく、対策を講じたり、既設炉を停止したり、訴訟上不利になることをリスクとして捉えていたことを意味する」

科学的報告などの「外部の現実」を拒絶し、ある組織の内部的な利益を共有してそれへの一体化を守ることに執着し続ける病理的な意識構造を、「日本的ナルシシズム」と呼びたい。

なお、私の目的は特定の組織や集団を攻撃することではない。むしろ、スケープゴートをつくってそれを攻撃することもまた、真に考えることからの逃避であるとみなす立場を取っている。それよりも私が重視するのは、日本人の一人一人が、何らかの全体との一体感のなかに安心し続けることを少しずつ断念し、個として考える意識を高めていくことである。

私は現在福島県南相馬市に居住し、震災からの復興の仕事に従事している。ここで感じるのは、特に原子力発電所事故によってもたらされた地域の分断の影響の大きさである。放射能汚染の健康への影響に対する考え方や賠償のあり方の違いが、地域の人々に強い葛藤を引き起こしている。震災そのものの痛みと避難生活の困難に加え、一つにまとまらねばならない時に対立をせざるをえない苦難が、人々を苦しめている。

「国が悪い」「東京電力が悪い」と語ることで怒りや恨みの感情を発散させ、精神的なカタルシスを得ることの意義はある程度は許容されねばならない。そして、未来に向けて同じような悲劇がくり返されないためには、原因や責任を明らかにして適切な反省や処遇が行われることが必要である。

しかし攻撃的な感情にのみ込まれ復讐の甘美さに浸り続けるのは危険である。事故を起こした原子力発電所の廃炉や震災からの復興は、国民全体が一体とならなければ成し遂げられない困難な事業である。この二つの矛盾した要請に応えるためには、「対決を通じての前進」といったものが必要であると考える。つまり、集団に所属することの価値を認めつつも、何らかの意味で自分と異質な人間と真剣にコミュニケートすることを拒絶するような、過度な所属集団との密着は、乗り越えられるべきである。私は第二次世界大戦中に、日本国の外交官としての立場と葛藤を起こすことを知りつつも、日本の同盟国からの迫害を逃れようとするユダヤ人に、多くのビザを発行し続けた杉原千畝のことを思い出し、讃えたい気持ちとなっている。複雑な社会の状況に対応するために、周囲の空気に合わせるばかりでなく、主体的に考える個人の力が強まることがどうしても必要とされている。

2014年1月

現代日本における意識の分裂について（3）コフートの自己心理学とビオンの「考えることの理論」

予備論としてのメタサイコロジー（ii）コフートの自己心理学とビオンの「考えることの理論」

精神分析家であり、集団精神療法の発展に大きな功績を残したビオンには、「考えることの理論」と題された初期の論文がある。これは、人間の考える力の発達を、環境との相互作用の観点から理解しようと試みたものである。

私たちのこころのなかに、何か異質で強力なものが侵入してきたとしよう。そこで私たちのこころは圧倒され、さまざまな否定的な感情や破壊的な空想が刺激される。そのような時に適切な他者が現れ、自分にとって異質で圧倒する体験の意味するものを告げたとしよう。もしその解釈が真実であった場合には、私たちがさらされている体験の圧倒する性質が緩和され、その異質な体験への対処法を考えることが可能となる。

その上で、次に同様な体験にさらされた時には、それはもはや異質なものではなく、前回以上に落ち着いてその体験のなかで考えることができる。このような形で、ビオンは人間の考える能力が発達していくと想定した。

たとえば、泣き叫ぶ幼児は、自らの空腹や尿意の意味を理解できず、身体的な欲求が満たされたり発散されたりしないことから生じる緊張の高まりから、破滅的な空想が呼び覚まされている。ここで幼児の不安に対処する力を十分にもつ母親は、適切な対処法を選択することで、幼児の不安を抱え込んでそれをなだめることが可能となる。このような体験をくり返すなかで、幼児は自らがさらされる欲求不満について考えられるようになっていく。

精神分析家が分析場面で与える解釈とは、本来はそのようなものである。隠された病理を暴き立ててクライエントを告発し、その精神性の価値を貶めようとするものでは決してない。むしろ、圧倒される苦痛に満ちた体験について、ある種の立場からの解釈を加えることで、それについて自ら考えることを可能とし、その内容の破壊的な性質を緩和することができるものである。

ナルシシズムの発達が未熟であるとは、「自分」のこころのまとまりを維持するために、美しい自分についての想像的な像（イメージ）に強く依存する精神性を意味している。本当の意味でナルシシズムが十分に発達している時には、他者から自分についての否定的なイメージを投影されたとしても、そのことが強い不安を引き起こすことはなく、冷静にそのことについての対応を考えることができる。

それとは逆に、ナルシシズムの発達が悪い時に、他者から否定的な投影を受けることは破壊的な不安を引き起こす。精神分析家のコフートは、ナルシシズムの発達が脆弱な個人が、それの揺るがされた時に感じる苦痛に満ちた感情を記載し、「ナルシシスティックな患者は、失策を思い出した時、過度の羞恥と自己嫌悪の感情で反応しがちである。彼は、何度も何度も苦痛の瞬間にたちもどって、その出来事の現実性を魔術的手段で除去しようとする。つまり、取り消しを行う」「緊張に直面した子供の心が再構成されている」「そういう状況のもとで一人の子供が緊張を追い払ってくれる大人を求めている」と論じた。

私は自分の論を展開するなかで、「日本的ナルシシズム」と語る内容をこのようなものに限定し、真に成熟した「日本的な誇り」とは区別していきたい。ナルシシズムの病理は難治で、長期化する傾向がある。しかし欲求不満が適切な範囲内に収まる場合には、そのナルシシズムは次第に成熟していく。「ナルシシズム、つまり自己の備給という主題はきわめて広汎かつ重要である。それは人間の精神の内容の半分をさしているといってもさしつかえない」とコフートは論じた。ナルシシズムは人の生涯を通じて発達を続ける。

ナルシシズムの発達が悪い時に、私たちは自分や自分が一体化した対象の価値が傷つけられることによって、大変に苦痛に満ちた情緒を体験する。そして、その場合に苦痛の中心が自らのナルシシズムの傷つきであることが理解できず、否定的な像を外界に投影してそれに破壊的な感情を向けることとなる。そのことが実際に行動として発散された場合に、憎悪に満ちた行為は破壊的な結果をもたらすことがある。精神分析では、うつや自殺の問題に、このような攻撃性が内向して自らに向かう機序の関与を想定している。

現在の日本では、東日本大震災と原子力発電所の事故に十分に対応できていないこと、経済大国としての地位が揺らいでいること、国際情勢のなかでの相対的な地位が低下したこと、さまざまな外交問題にさらされていること、特に過去の戦争の責任問題について隣国から強い告発を受けていること、国内でも少子高齢化の問題などが解決できないことなど、さまざまな社会問題が頻発している。そのなかで考えねばならないのは、日本人のナルシシズムが大いに傷ついているという可能性である。

そして、その体験のなかで私たちはどのように反応しているのであろうか。

ビオンの「考えることの理論」に戻ろう。ビオンは乳幼児が欲求不満と出会った時に、その状況を「考えることの装置」が発達するか否かは、その乳幼児が欲求不満に耐える力があるか否かにかかわっていると考えた。乳幼児に十分な欲求不満への耐性が備わっている場合には、この乳幼児は自らの置かれた苦痛に満ちた状況について現実的に考えることができる。その状況を耐えやすくするような行動を選択しながら、考えることの装置はさらに発達していく。

耐性が著しく不足している場合に行われるのは、欲求不満をもたらす対象のこころからの「排泄」である。こころのなかのモヤモヤについて考えられることはない。それは、速やかにこころの外に排泄されることのみが求められるような悪い対象となる。このような幼児的な心理機制をクライン派の精神分析では「投影同一視」と呼び、自己と他者が別の存在であることがわからなくなっているこころの状態であると考えた。

それよりは欲求不満への耐性が発達している場合には、「道徳的な万能感」が発達するとされた。一つのことを道徳的に良いとして他のものを悪いとする独善的な断定が葛藤場面で頻繁に行われ、真と偽との判断はなくなってしまう。ビオンは道徳的な万能感には、現実を否認する精神病的な側面があると考えた。

こころの「考える」能力が破壊され、それが排泄と投影を行うだけの装置のようになってしまうことがありうる。これは、とても危険な兆候である。

集団では個人よりも心理的な退行現象が起こりやすい。そして、集団のナルシシスティックな性質が強くなっている場合には、「排泄」や「道徳的な万能感」が頻繁に現れることとなる。たとえば原子力発電所事故後の、日本人の福島の問題についての連想はどのようなものだっただろうか。

現地にいない人々にとって、「放射能」の話題は未知な不気味なものであろうし、「原子力発電所」の事故とその後に起きた一連の出来事は、日本人としてのナルシシズムを傷つける出来事であった。したがって、これをこころのなかから「排泄したい」、つまり、なかったことにしたいという無意識的な動きが生じることは、容易に想像できる。オリンピックの誘致などには、ナルシシズムの傷つきから生じた日本人の欲求不満を和らげつつ、一つの「良い日本」についての空想の機能を高めることで、現実から目を逸らさせる心理的な効果もあっただろう。

道徳的な万能感に関しては、二つの対照的な「道徳」からの投影が福島の地に行われることがありうる。一つは、「反原発」の立場からであり、もう一つは「原子力発電所などを擁護して日本の経済的な競争力を維持することが善」とみなす立場からである。両者は反対のように見えて、同じ性質をもっている。どちらも外部からの投影を押しつけることを通じて、必ずしも現地の負担を減らしてはおらず、本当の意味で被災者のことを「考えていない」。

付言すると、「可哀そうな傷ついた人々を助ける」という投影が過剰なのも、空想が優位なこころの働きなので、現地での援助のあり方を歪めることがある。このような思いが強すぎる支援者は、「被災者の可哀そうでない姿」に接した時に、過剰に傷ついたり失望を感じたりするようになる。

ここまで「日本的ナルシシズムという精神病理」ばかりを記載してきたが、過剰に不安になる必要はない。こういう所に焦点を当ててしまうのは、精神科医の悪癖かもしれない。現地にはしっかりと考える被災者がいるし、しっかりと考えてそれを応援する支援者たちがいる。日本人のすばらしさを信じよう。

現代日本における意識の分裂について（4）
意識の分裂と抑うつポジション

2014年2月

予備論としてのメタサイコロジー（ⅲ）メラニー・クライン①意識の分裂と抑うつポジション

この一連の論考における中心的な課題は、現代日本における意識の「分裂 split」について記述することである。そして、第4番目に当たる今回は、精神分析家のメラニー・クラインによる「分裂」の概念を参考にしつつ、それを明確にすることを試みる。

1917年にフロイトは「喪とメランコリー」という論文を提出した。私たちの人生では、肉親との死別などの重要な「対象喪失」を経験することがある。そのような時に、外界の世界はもはや空しいものと感じられ、深い悲嘆に沈むこととなる。このことのもたらす苦痛はきわめて大きいが、時が流れることで慰めと癒しが与えられる。本人もやがて悲嘆から立ち直り、新たに世界に向かっていくこととなる。この経過は「喪の過程」と呼ばれる。

しかしながら、そのような形で時の流れが慰めを与えることなく、フロイトが「メランコリー」と呼んだ精神病的な状態が生じることがある（これは現在「うつ病」と呼ばれるものと、そのままでは一致しない）。そこでは、すさまじい憎悪と悔恨に満ちた感情のなかに患者はとらえられ、患者は外界の世界から隔絶されてしまい、そこに愛や安らぎを見出すことはできない。

メランコリーでは、主体は失われた対象と同一化してしまっている。主体からの対象への執着があまりにも強いために、それを手放すことができない。対象が失われたことによる欲求不満は、対象と同一化した自分にサディスティックな怒りを向けること、つまり過酷な自己処罰を行うことで慰められる。その代償として起きるのは、自我の弱体化である。対象喪失における喪の過程では、世界が空しくなったように体験されるが、メランコリーでは対象の喪失は否認され、自我が空しくなっている。

さて、20～30年前の日本のうつ病臨床では、会社員が職場で異動すること、あるいは、主婦が引っ越しを経験することなどが発症の誘因になるという「状況因」が頻繁に論じられた。通常では肯定的な変化も、危機となることがある。現場での努力が認められて管理職となる、あるいは主婦の念願がかなって借家から一軒家に移るなどの事態は、普通ならば喜ばしい出来事である。

しかし、「現代日本における意識の分裂について（1）」で説明した、几帳面さや献身的な配慮を特徴とするメランコリー親和型のパーソナリティーでは、これが試練となる。つまり、苦労を乗り越えて成功を勝ち取った場との密着度が高過ぎるため、そこから引き離されることで自らの「仕事」とのかかわり方を見失ってしまい、空転してしまうのだ。自分が馴染んだ職場から離れることは、無意識的な「対象喪失」を意味し、すさまじい内的な苦痛や混乱が引き起こされる。

さて、それでは対象喪失に臨んで、なぜある主体では正常な喪の過程が進行し、なぜ別の主体ではメランコリーが生じてしまうのだろうか。これについてクライン派の精神分析家たちは、幼少期における「抑うつポジション」という精神発達上の段階が、十分に乗り越えられているか否かによってその差が生じると考えた。

なお、私はクラインの「抑うつポジション」を、フロイトの「エディプス・コンプレックス」と並ぶ重要な発見であったと考えている。

乳幼児のこころには個体として閉じて完結する力はなく、母親を中心として構成される周囲の環境に一体化している。母親のことを、自分を愛してくれる、安定した持続する一つのまとまりをもつ全体として理解できていない。その代りに、乳房や手といった部分的な対象が、無秩序に出現するような世界を体験している。また、同一の乳房についても、それが時間的に連続した存在とは感じられず、空腹時にタイミングよく授乳をしてくれる「良い乳房」と、なかなかミルクを与えてくれない「悪い乳房」の経験が統合されずに、それぞれが分裂してしまっている。

「悪い乳房」にかかわる時に乳幼児のなかに生じる攻撃的な衝動は、非常に原始的で強烈なものである。「良いもの」を独占して与えない悪い対象に、乳幼児は強い羨望を向け、その体内に侵入して良いものを貪り尽くしたいと願う口唇期サディズムの空想が頻繁に刺激される。強い攻撃的な空想を「悪い乳房」に投影することから、その対象が自分を攻撃してくる迫害的な不安が引き起こされる。そして、もし良い対象を自らのサディズムで破壊しても、それをすぐに自らの空想の力で再生・復活させられると考える幼児的な全能感や魔術的思考も活発である。このような状況をクラインは、「妄想分裂ポジション」と呼んだ。

この妄想分裂ポジションを超えて「抑うつポジション」に進むためには、自分が対象を攻撃して傷つけたことから生じる罪悪感と、それによって対象を失うのではないかと感じる抑うつ的な不安が乗り越えられねばならない。その上ではじめて、自分が攻撃した悪い対象と、自分にミルクなどを与えてくれた良い対象が、同一のものであると体験することが可能となり、全体としての対象とかかわってそれに共感や思いやりの情緒を寄せることが可能となる。

抑うつポジションを通過することによって、「こころ」は一つの全体としてまとまることが可能となり、母を中心とした環境からの分離が行われる。抑うつポジションの確立が、エディプス・コンプレックスに進む前提となる。しかし、この過程が十分に行われない場合に、些細な欲求不満によって簡単に「良い対象」と「悪い対象」の分裂への退行が生じる脆弱性が、こころのなかに残ることとなる。そして、無意識的な対象喪失によって、妄想分裂ポジションにおける迫害的な不安や、抑うつポジションにおける抑うつ的な不安が賦活されてしまうのである。

さて、私は「現代日本における意識の分裂について（2）」で、日本的ナルシシズムの病理性について、「母との一体感は、比較的強い形で家庭や学校、会社などへの一体感へと横滑りしていく」と論じたが、そのことはクラインの議論を利用すると、次のように理解できる。良い乳房と悪い乳房との分裂が容易に生じる母と一体化したこころの構造は、「良い日本」の体験と「悪い日本」の体験との分裂が容易に生じる日本社会と一体化したこころの構造へと横滑りをしていく。

このことは、一つの個として全体としてのまとまりをもつ「こころ」が十分に成立しておらず、したがって、一つの全体としての日本を経験することもできなくなっている。この分裂がもたらす不安に対抗するために、「良い日本」をさらに完全にしようとする「理想化 idealization」や「悪い日本」を完全にこころのなかから排除する「否認 denial」などの防衛機制が働くこともある。

このような日本的なナルシシズムは、自我の確立された日本人が、弱点や欠点があることを知りつつも日本への愛着をもつことから生じる健全な誇りとは、質的に異なるものである。

全体としての日本のこころが抱える分裂は、特に韓国や中国とのかかわりにおいて顕在化しやすい。数年前の「韓流ブーム」が盛んであった時に、韓国の文化を楽しんでいた多くの日本人の体験は、両国のあいだにある太平洋戦争などの困難な経験と連続しておらず、断片化した全体として統合されないものだっただろう。

しかしその後に日本は、韓国や中国から太平洋戦争中に行った行為について激しい直面化を迫られている。このことは、日本という国家が強い罪悪感や葛藤を引き起こす主題に対して、分裂や排除のような原始的な防衛機制に頼らずに、一貫した責任を負える主体としての精神性を発揮できるか否かが、世界が注視するなかで試されているといえるだろう。

しかし留意しなければならない非常に重要な点が一つある。理論上は「抑うつポジション」の経験が精神発達上に重要であるのだとしても、それがもたらす主観的な苦悩があまりにも強烈なために、臨床上は、その経験を安易にクライエントに求めることは避けるべきであると考えられている。

抑うつポジションがもたらす対象を失う不安はきわめて大きく、十分に成熟した自我をもたない主体はその不安にのみ込まれ、「無限に恥じ入る」という状況にとらえられる可能性がある。これはプライベートな、あるいは文化的な領域における行為としては高い精神性を称揚されるべきものである。しかしその反面、現実の利害がうごめく国際社会の場面で、不安に圧倒されて自我を失う状態に長く留まってしまうのは、きわめて危険である。

それでも理想は抑うつポジションのもたらす不安を克服し、全体を統合できる自我を確立することである。是は是、非は非と認めながら、内に秘めた罪悪感などの思いはある程度まで秘密にしつつ、現実的に相手と共有できるストーリーの構築を模索し、その範囲に収まる要請には誠実に応じながら、それを超える要求に対しては断固とした態度を示す、そのような「日本」の姿は期待できないのだろうか。

残念ながら、現在起きている現象は、この不安に耐えきれずに「分裂」「理想化」「排除」などの原始的な防衛機制が横行する「妄想分裂ポジション」への退行である。それを望む気持ちは想像できるが、戦時中の日本に何も問題がなかったと主張し、先方の非を指摘し返すような態度を続けて、受け入れられるとは考えられない。

可視化されにくいが、この数年で日本が喪失した状況がある。アメリカの政治的軍事的優位がつくる秩序のなかで、経済的優位を保つナンバー2の立場を維持し、その庇護のなかで欲求不満をもたらす議論を分裂排除することが許容される立場である。この喪失を受け入れられないことに加えて、他のさまざまな欲求不満も重なり、集団としての日本人のこころは、ビオンが個人における妄想分裂ポジションに対応すると考えた、相互に妄想的となって闘争や逃避を行う反応が頻発する無意識的で原始的なグループ心性に退行している可能性がある。

私の議論は日本の否定的な面に焦点を当ててそれを明確化する性質が強く、そのことが日本に対する攻撃であると理解されることがある。しかし、私はそれに対しては明確に否と答える。一連の論考の目的は単に日本を非難することではなく、否認され排除されている日本とかかわる私たちのこころの部分を取り戻すことによって、全体としての日本を体験し、然るべき抑うつポジションの苦しみを通過することで、この欲求不満の時代を生き抜く自我の力を獲得することである。

現代日本における意識の分裂について（5）
日本的ナルシシズムの克服と自我の確立

２０１４年２月

太宰治の『人間失格』のなかに、次のような一節がある。


世間とは、いったい、何のことでしょう。人間の複数でしょうか。どこに、その世間というものの実体があるのでしょう。けれども、何しろ、強く、きびしく、こわいもの、とばかり思ってこれまで生きて来たのですが、しかし、堀木にそう言われて、ふと、

「世間というのは、君じゃないか。」

という言葉が、舌の先まで出かかって、堀木を怒らせるのがイヤで、ひっこめました。

（それは世間が、ゆるさない。）

（世間じゃない。あなたが、ゆるさないのでしょう?）

（そんなことをすると、世間からひどいめに逢うぞ。）

（世間じゃない。あなたでしょう?）

（いまに世間から葬られる。）

（世間じゃない。葬むるのは、あなたでしょう?）

汝は、汝個人のおそろしさ、怪奇、悪辣、古狸性、妖婆性を知れ！　などと、さまざまの言葉が胸中に去

来したのですが、自分は、ただ顔の汗をハンケチで拭いて、

「冷汗、冷汗」

と言って笑っただけでした。

けれども、その時以来、自分は、(世間とは個人じゃないか)という、思想めいたものを持つようになったのです。

そうして、世間というものは、個人ではなかろうかと思いはじめてから、自分は、いままでよりは多少、自分の意志で動く事ができるようになりました。


私がわざわざ精神分析の言葉を引用しながら、「日本的ナルシシズムの克服と自我の確立」などと大げさな言葉を用いて語ろうとしている内容は、1948年にすでに太宰が語ったことを、現在の文脈のなかで言い直しているだけである。

「現代日本における意識の分裂について(1)～(4)」で論じたように、日本人の意識は、日本社会や「世間」との一体感のなかに留まりやすい傾向がある。

漠然とした一体感からの「個」の意識の分離が妨げられやすいことと、こころの内側に「自我」という構造が成立しにくいことの現れの一つは、精神分析で「成人性愛」と呼ぶ関係性が成立しにくいことである。成人性愛は、自分も他者も全体としての「こころ」をもつことを了解している者同士のあいだで成立する関係性であり、「自由恋愛」という西欧近代の文化の所産である制度は、「自我」の確立をうながすような社会体制のなかでこそ合理的である。

恋愛は個人の努力や情熱を、共同体の事業から個人的な領域に振り向ける性質をもつために、その一部に非社会的な要素を含む。2月14日はバレンタインデーであった。伝え聞くところによると、この日に祝

われる聖人は、時のローマ皇帝の命令に背いて、秘密裏に兵士たちを結婚させた罪のために処刑をされたのだという。ローマ皇帝は、愛する人を故郷に残した兵士の士気が下がり、献身的に死を賭して戦わなくなることを恐れた。

冒頭に引用した『人間失格』の一節は、主人公が堀木という人物から「女道楽」を控えるように説教をされるという文脈を受けての記述であった。責任のある成人男子として、恋人への社会的義務を十分に果たせないことをくり返す主人公の葛藤に対して、「世間」に同一化した立場からの断罪が行われた。

現在の日本社会における問題として、「少子化」「草食系男子」などの問題が指摘されることがあるが、その一因として、伝統的な集団主義的な精神性を称揚する風潮と、「自由恋愛」を尊ぶ空気の混乱があると連想している。

「自我」が成立するためには、攻撃性が適度に意識化され、統合されることが必要である。他者や集団の利益に反しても、自分の利益を主張できるようになることが自我の成立のために求められる。その上で他者にも他者自身の利益を主張する権利があることを認め、そのような存在としての個人同士が社会的な関係性を構築していくことが、近代的な「民主主義」が成立する前提である。

このためには、自分の内側にある攻撃性や闘争心・性欲・自己愛などについての洞察をもち、ある程度それらを意識化した上で、それを社会的に許容される仕方で表現することを学ぶ必要がある。そして、それが可能になるためには、実際にある程度の失敗を経験し、そのことについて周囲から許される経験が必須である。この経験を通じて、私たちは他者に感謝をすることを学ぶ。しかし、現在の日本社会においては、そのような「自我」の成立に必要な「失敗」の経験への許容度が、著しく低下しているのではないだろうか。

社会的な場というものがある。失敗が許容されるべき場で過度に厳しい非難が行われる一方で、失敗に対して厳しい統制が行われるべき場でそれが許容されてしまう、きわめて奇妙な出来事が日本社会で頻発している不安を感じている。私たちの社会の伝統的な「場」が崩れて、それが再編される移行期にあるのだろう。

「現代日本における意識の分裂について（1）」で言及した「メランコリー親和型」は、うつ病の病前性格として扱われることが普通であるが、木村や樽味のような研究者にならって、私はこれを「日本人」の性質を説明するものとして理解している。これを最初に提唱したテレンバッハは、精神分析家のアブラハムを引用しながら、メランコリー親和型の特徴について、「他者とのポジティブな共生関係を損なうすべてのものを、すなわち一切の攻撃性、一切の不潔さ、他人の承認を得られないすべてのものを排除しようとする傾向」があることを指摘した。

このように、一切の攻撃性が排除された共生的な人間関係の空間が（残念ながらこれは想像的なものにならざるをえない）、多くの日本人が社会や世間について抱く理想としてあり、そのような場を形成して維持していくことがまともで、「道徳的な」行為であると想定されている。そして、批判や自己主張・競争などの排除が理念とされる空間で生活している個人にとっては、自らの攻撃性を統合した自我という内的構造をつくり上げ、その表現方法を洗練させるということは至難の課題となる。

すべての低次の個人的な欲求を乗り越えた、集団への献身的な生き方を行う、高い道徳性を達成した日本に心理的に同一化している部分の日本人の心性が現れると、あらゆる他者の「自分」の利益にかかわる行為を、道徳的に低劣なものであると感じやすい。自分についてのそれは往々に心理的に否認・排除され、他者に投影される。そのために、日本社会において、自分の利益や権利を主張したり求めたりすることは、周囲からの強い軽蔑の対象となる。日本人にとっての自己主張は、世間的な名誉や信頼の失墜などの見えないコストを懸案すると、割の合わない行為となることが少なくない。

精神科医の内海健は、メランコリー親和型では、自分が行う献身に対しての報酬として与えられる反対給付への期待は、相当に大きいものがあるのにもかかわらず、あるいはそうであるがために、無意識に抑圧されていると考えた。「滅私奉公」を行うのが共同体の理想である限り、自分のなかのそれと反する姿は意識のなかに統合されることが妨げられる。自分の属する社会に対する期待が高ければ高いほど、自分の欲望については抑圧し、間接的にそれが共同体から付与されることを期待すると同時にその事態を否認するという、自縄自縛の状況にメランコリー親和型は落ち込んでいる。不遜な自己主張を行って自らの利益を主張する「悪い」姿は、その場で目立っている他者に投影されやすい。なお、無意識の反対給付への期待が裏切られる状況で、うつ病発症の危険性が高いことを内海は指摘した。

「世知長けた人」として、このような社会で成功するために用いられてきた心理的な技術は、「オモテとウラ」の使い分けに習熟し、公的な場面では自分に関する主張を可能な限り行わないようにこころがけ、非公式の場面で自分の影響力を高く保つ立場を獲得して維持していくことであったと思われる。その結果として、「オモテ」では攻撃性などが一切関与しない清浄な社会の側面のみが言及され、「ウラ」の私的な領域では、原始的で前近代的な低次の形態での欲動の表現が横行する問題への抑止力が働きにくくなる傾向が存在した。

しかしながら、「オモテ」の場面でも許容されやすい攻撃性の表現方法が存在した。ある対象者の世間の理念に合わない側面を指摘し、それを道徳的に非難する空気をつくって、それへの一体感に乗じて攻撃性や怒り・羨望などの感情を発散させることである。これは、普段の生活においてそれらの欲動や欲望が無意識的に抑圧されている程度が高いほどに、強い無意識的な享楽を提供する機会となる。「スケープゴート」をつくることには、管理的な立場に居る者が意識的に関与することもあったと推察される。このことは当然、いじめや自殺の問題とも関連しているが、それはまた別に論じる機会をもちたい。

集団に心理的に一体化することは、道徳的な万能感を与えるので、攻撃を行う主体は自らの姿への洞察を失っていることが普通である。しかしながら、攻撃を向けられた対象が太宰のように洞察に富んでいる場合には、その「道徳的主張」の清浄さの陰に付着している「汝個人のおそろしさ、怪奇、悪辣、古狸性、妖婆性」が看破されることになる。これは自我に統合されない、否認された原始的で幼児的な心的要素についての小説家の記述であったと考える。

くり返しになるが、ここで記載した精神性の、最も悲劇的な側面は身近な人を愛せないことである。私の普段の仕事は精神科医であるが、残念ながら少なくはない人が、世間的なこだわりからオモテでは「(精神的な)問題はない」と主張して公的な介入や援助を拒否し、ウラでは近親者に対して何らかの強い依存や攻撃性を向けていることが少なくない。そのような場合に、次第に数が少なくなっている自分の味方である近親者に対して、何らかの道徳的な優位性を主張して攻撃性を発揮していることが、珍しくはないのである。

精神分析家のアブラハムは、「(躁うつ病患者では)口唇期への固着が過度の依存性として現れ、そのために対人場面で過剰な期待を向けた対象からの幻滅を体験しやすくなり、そこから自己愛の損傷を感じやすい」と論じた。患者は活発な口唇期および肛門期のサディズムのために、愛する対象についても憎悪が優位となってしまう苦悩を経験している。

世間的な立場への一体感から保証されるナルシシズムの満足を断念し、身近な他者を愛しうる自我の世界への移行が、求められているのではないだろうか。

自戒を込めて今回の論考を閉じる。

「日本的ナルシシズム」などというものはなく、私のナルシシズムがあるだけかもしれない。

Wo es war, soll Ich werden.

現代日本における意識の分裂について（6）躁的防衛による喪失の否認について

2014年3月

予備論としてのメタサイコロジー（ⅳ）メラニー・クライン②躁的防衛による喪失の否認について
1945年の3月10日は東京大空襲が行われ、2011年の3月11日には東日本大震災が起きた。
どちらも、私たち日本人にとても大きな喪失をもたらした。
「過去を振り返らずに明るく前向きに考えるべきだ」という言葉が世間ではよく用いられる。その意味はわかる。苦しく悲しい過去を思い出しても、現実的な解決がもたらされる訳ではない。それよりも、苦悩に導くような感情や記憶を意識から排除した方が、多忙な日常生活を乗り越えていくためには有用である。しかし、やはり複雑な気持ちになる。

「現代日本における意識の分裂について（4）」で、精神分析家のメラニー・クラインが理論化した「抑うつポジション」という概念を紹介した。愛着を向けた対象が不在となる局面で、私たちは強い欲求不満を感じ、そこから不在となった対象への強い怒りやうらみなどの感情が刺激される。

やがて攻撃性を向けた対象と以前には私に慰めと満足を与えてくれた対象が同一であったことに気がつき、苦痛に満ちた感情を経験する。これが「抑うつポジション」であり、私たちのこころが同一性を確立できる基盤である。この経験を通じて、同じ一つの対象が自分に満足を与えることも欲求不満を与えることもある、独立した存在であることを知るのである。

しかし、「重要な対象を自分の怒りや羨望が破壊してしまった」という無意識的な幻想（これが事実であったかどうかは、メタサイコロジーにおいてはあまり重要な課題とならない）を、意識のなかに抱える苦痛はあまりに大きい。その時に、こころを守るために用いられる防衛機制の一つが「躁的防衛 manic defense」である。自分が破壊した対象の価値は著しく低く評価される。

もっとも徹底的な脱価値化は忘却による意識からの抹消である。それよりは程度の軽い脱価値化では、対象は何らかの意味で、攻撃することが適当な劣った対象であるとみなされる。１９６６年に土居健郎がうつ病の心理について説明した論文のなかでは、「人間は弱さや恐怖を感ずるよりも、むしろ、自分は悪いが強いんだと感ずるほうを好む」という言葉が紹介された。

私たちのこころで躁的防衛の過程が働く時に、対象に向けられる感情は「征服感」「勝利感」「軽蔑」だとクライン派では説明される。躁的防衛に頼ることでこころの苦痛は減少するものの、抑うつポジションを通過して独立したこころを成立させることが困難となる。現実の歪曲を含む思考が優勢となることは、将来において適切に考える能力の発達を妨げることになる。

土居によれば、人間のもっとも基本的な対人的欲求は「『甘える』ことすなわち依存欲求」である。それなのにうつ病者は、「少なくとも表面上は甘えることがなく、相手に依存したいという意識すら伴わないことが多い」と説明された。このようなこころの傾向が出てくる基盤として、直接的な対人接触で依存欲求を満たされない個人の環境が想定された。

そこから、具体的な人間関係を軽蔑して何らかの抽象的な価値と強い一体感をもつにいたることが、うつ病への脆弱性を高めると考えられたのである。うつ病の精神病理学を研究した飯田ら（1997）は、母からは直接的には甘やかされなかった子どもに、かつての家父長的であった日本で、社会的な権威であった父親と想像の上で一体化することを通して、メランコリー親和型といううつ病と縁の深い性格が構成される経過を論じた。土居の前掲の論文では、「このような本来の依存欲求の不満を防衛するために生じた状態こそナルシシズム（自己愛）とよばれるべきであると思う」と論じられた。

日本の明治以降の歴史について、「急激な近代化を達成した」と評価されることがある。しかしその過程で、私たちは直接の人間関係で依存を受け入れ合うことを拒絶し、その代わりに国家や企業などの価値を理想化してそこに個々人のもてるすべてを集約するような、こころの働かせ方の癖を身につけてしまったのではないだろうか。

太平洋戦争中の一つの逸話を紹介する。高橋哲哉の『靖国問題』では、1939年に『主婦の友』に掲載された「母一人子一人の愛児を御国に捧げた誉れの母の感涙座談会」という記事が引用された。「私らがような者に、陛下に使ってもらえる子を持たしていただいてな、ほんとうにありがたいことでござりますわいな」などと、子どもが戦死した母たちは語っていた。

私はこのような出来事が起きた背景を、「国家の陰謀」に帰すような単純化を行おうとは思わない。歴史を振り返れば、多くの国家や宗教でこのような形を目指す集団の運営が行われてきたといえるだろう。そして、前の段落のような精神性も、植民地主義が横行した近代という時代を生き抜くために、日本人の全体がある程度納得して達成したことだと思う。しかし問題は、そのような無理を続けた末に、そこで形成された前意識的・無意識的な過程が、まるで自動運動のような進行を現在でも続けていることだ。

「原子力政策研究会」を取材した結果を、NHKの取材班が福島第一原子力発電所の事故後に発表した『原発メルトダウンへの道』という著書のなかで、日本における原子力政策を推進したある人物についての、周囲からの次のような証言が紹介されている。「中身は分からなくてもやる必要があるんだということで、国会答弁をしておられました。もう、絶対にやる必要があると言うだけで、中身を説明しないんです」「大人物にもいろいろある。が、自分の都合がよいことだけしか聞かないんです。いくら説明しても、自分にはわからんこと、あるいは気に食わんことは、ちっとも頭に入らない。受け付けないんです」。こういう元気さを、日本人はこころから愛しているように見える。

個人的なことをいくつか書く。

私の母方の祖母は、その父が日清戦争で負傷し障害者となったのを支えた親孝行を、新聞でほめられたそうだ。その祖母はもう大分前に亡くなったが、小さかった私に、関東大震災で起きた火事で、熱さを逃れるために人々が隅田川に次々と飛び込んで圧死した様子を語ることがあった。そして、大人になってからは母から、その当時の人々が東京在住の朝鮮半島の人々に対してもっていた感情や考えについて伝えられた。しかし、自分の息子や兄が亡くなった東京大空襲のことを、祖母や母が自分から語ることは、ほとんどなかった。

震災後、思うところがあって2012年の4月から福島県の南相馬市で暮らしている。そこでNPOの活動を通じて地域のラジオ体操に参加し、ある高齢の男性と親しくなった。その方がふと気を許した時に私に話してくれたのは、東日本大震災のトラウマではなく、太平洋戦争で同級生が亡くなったのに、自分が生き続けていることの負い目の感情だった。

私は精神科医として被災地にいるが、「震災のトラウマ」に焦点を当てた活動には積極的になれない。それにはいろいろな理由があるが、太平洋戦争をはじめ、さまざまなトラウマを否認・抑圧している社会のなかで、東日本大震災のことに着目することを不自然と感じている点もあるからだ。

さて、それでも3月10日と11日は特別な日だ。

失われた対象を意識から排除することは難しいかもしれない。

もはや一体化しえない対象が意識に浮かんできた時に、それを攻撃して脱価値化することは適切ではないと思う。

怒りや恨みをぶつけるべき、身代わりのスケープゴートも探すべきではない。

弔いも償いもできないことは、私たちのこころを弱くする。

畏れの感情をもって、失われた対象のなかにある怒りや恨みの感情を慰めよう。そして、もはやともにいることができないことの悲しみを悲しもう。

昨日は母に電話して、亡くなった伯父のことなどを改めて聞いてみた。私の知らなかった、伯父の家族のことなども話してくれた。嫌がられるかもしれないと予想していたのだが、明るい声で母が、「思いだしてあげることが供養になるからね」と話してくれたので、とても救われた気持ちとなった。

スケープゴート現象と日本的ナルシシズム

２０１４年４月

私は、現代の日本社会において求められている精神的な課題を、「ナルシシズムの克服と自我の確立」であると主張した。（「現代日本における意識の分裂について（５）日本的ナルシシズムの克服と自我の確立」参照、１９２頁）

ところで、これは道徳的な主張であるとか、西欧の価値観をそのまま日本の伝統の上に押しつける主張であるかのように受け取られる恐れがある。今回の小論は、そう思われないための弁明である。「考えることの能力」という観点から、この課題がどのようなものであるのかを説明し、その内容が私たちの生活と将来に貢献できることを示したいと思う。

私たちは、人生のさまざまな場面において決断し、選択をなさねばならない。その過程においては、さまざまな葛藤に苦しむことがある。その葛藤を自らのこころのなかに抱えることは苦しみをもたらすが、これは人間が人間らしくあるために必要な出来事である。

しかし、効率優先の現代社会では、「葛藤を抱えて苦しむ」ことにも、あるいは「苦しみの末に自らの決断にいたる」ということにも、きわめて小さな価値しか与えられていない。それでも、そのような決断を積み重ねることで、「自我」というものが確立されていく。

自分のこころのなかに葛藤や感情を「抱える」ことができない時に、人はとても苦しむが、誰かが寄り添ってくれて、その人に自分の葛藤や感情を預けることができると、こころは楽になる。「愚痴を聞いてもらう」と救われるのは、そういうことである。抱えきれない思いがあふれ出る時に、社会的に問題のある言動が生じる危険性が高い。

心理療法の学派のなかには、「抱える contain」ことの価値を強調するものがある。自分一人ではこころのなかのものを抱えきれない時に、誰かが寄り添ってこころの空間を貸し与えることを、心理療法の本質と考えている。精神的な危機においてそのように助けられることで、私たちは耐えがたいと思った記憶や感情・葛藤といったものを、こころのなかに抱え続けることができるようになる。

このように自我の成熟には時間や他者からの助けが必要であるが、現代はそのような癒しや成長をもたらす時間と人間関係に恵まれる機会が減っているかもしれない。性急な「自己決断」を求められてしまう。そのような「決断」への責任を問われた時に人は、無理をしてナルシシスティックに自分のこころを膨らまさざるをえないのかもしれない。決断する力がないのに、決断できる者であるかのようにふるまうことを強制されるのだから。

ナルシンズムの病に苦しむ時に、人は欲求不満を感じる状況で、他人とのつながりを自ら断ち切ってしまうことがある。それは、自らの弱さを認めることや、他者が優れていることを認めて依存することへの抵抗に由来するのかもしれない。とにかく、精神的に重篤な問題を抱えている場合に、「人とのつながり」そのものに、強烈な敵意を向けていることもある。ナルシシスティックなこころが他人を求めるのは、他人を自分の優秀さを映す鏡として利用するためであることも多い。

このような場合に、自ら他者とのつながりを断ち切った経験は、ナルシシスティックな主体にはどのように体験されるだろうか。そのことを詳細に論じたのが、「現代日本における意識の分裂について（3）コフートの自己心理学とビオンの『考えることの理論』（181頁）であった。

簡単にまとめると、抱えきれないこころのなかのもろもろは、他者のこころのなかに投げ入れられて、まるで自分のものでなかったかのようになる。そして、相手の欠点を道徳的に断罪することで、自分の意識を不安から遠ざけるようになる。

日常的な言葉を使うのならば、「開き直り」「逆ギレ」という現象が近いであろう。

これは、精神的には重度の依存である。実際に何らかの意味で精神的に依存している対象に、それにふさわしい感謝や礼儀を示さず、まったく無価値なものとして無視したり攻撃をしたりしているのである。感謝の気持ちなく他人に面倒なことを押しつける時に働いている無意識的な感情としては、羨望を指摘できることも多い。

このような出来事が起きている時は、人間関係における危機である。そして、昨今の社会においては、このような出来事が頻発し、人々が人とかかわることに対して否定的な感情をもちやすい傾向が生じているのではないだろうか。

これは、かつて善悪の判定基準であった社会的な権威がその価値を低下させているのにもかかわらず、客観的な法やルール・論理もまた社会の具体的な場面で善悪の基準として機能していない、文化的な混乱状況を私たちが生きているからであると考えている。

さて、もし日本社会という集団全体のこころが、何らかの不安を感じて危機にあるにもかかわらず、その不安に正面から向かい合えていないとするならば、どのようなことが起こるだろうか。私は、「スケープゴートをつくってそれを攻撃する」という出来事が起こりやすくなると考える。

将来に向けての不安や欲求不満を抱えることができない集団は、自分の弱さや悪さをスケープゴートに投影し、それを攻撃することで、自分はその弱さや悪さを克服できているかのような錯覚を抱くことができる。少なくとも、課題に直面することを先送りにすることはできる。

もとから、日本社会では各人に「分相応に身を慎む」ことを求める道徳が優勢である。「目立っている人」が批判や攻撃に値する理由を、道徳的に説明する材料は、簡単に見つけることができる。そこには、「自分を殺して」頑張っている人々の、目立っている人への羨望も働いているだろう。

その結果、目立った人には集団からの過度の重荷が背負わされることになる。その次に起きることは、人材が次々と使い潰される事態である。そして、その様子を知っている普通の人は、集団と本格的にかかわることを避けるようになる。集団の葛藤や不安については避け続けることが賢明だと理解しているからだ。

残念ながら、日本社会の精神力動についての、このような集団と個人との不幸な関係性は、この数年加速度的に悪化していると思う。その結果、ますます社会全体と個人の「考える力」は弱まり、同一化することにナルシシスティックな満足を感じるようになり、取り組まねばならない課題は先送りされ続けることになる。私たちは皆、そのことの共犯者かもしれない。そこから生じる不安は、次のスケープゴートを屠ることで贖（あがな）われる。

以上が、私が現代日本社会について感じている不安である。

それを踏まえて主張したのが、「日本的ナルシシズムの克服と自我の確立」という課題に、各人が取り組むことの重要性であった。

ナルシスティック・パーソナリティーはこころのなかにたくさんの分裂を抱えている

2015年6月

ナルシシズムの発達に問題があるパーソナリティーは、ナルシシスティック・パーソナリティー（自己愛性格）と呼ばれる。このパーソナリティーの持ち主には、さまざまな特徴があるが、その一つはこころのなかにたくさんの分裂を抱えていることだ。

人は、同一の対象に対して異なった考えや感情を抱くことがある。たとえば、エディプス・コンプレックスは父を愛おしく思い、父からの愛を求めるこころと、父に強烈な殺意を向けるほどの憎しみを抱くこころとの葛藤を抱く構造を示している。そこには苦悩が存在するが、その苦悩を通じて、他でもない自分なりの、父についての考えや感情を抱くようになる。そのようにして把握されるにいたった父は、現実的な父親である。

ナルシシスティック・パーソナリティーの特徴は、そのような苦悩や葛藤を抱かないことだ。それは、こころのなかで分裂という機制が多用されていることに由来する。たとえば、「日本を愛している」「日本はすばらしい国だ」というこころと、「日本のことを憎悪している」「日本は劣っている汚れた国だ」というこころは、明らかに矛盾している。しかし、ナルシシスティック・パーソナリティーでは、この二つのこころが葛藤を起こすことはない。ある場面では、ポッと「日本はすばらしい」というこころが出てくるし、他の場面では「日本ってダメだ」というこころが出てきて、その場その場でどちらかの考えや感情にのみ込まれてしまい、疑問を抱かない。そのような時にこころが抱く日本像は偏っていて、前者ならば当然美化され過ぎているし、後者ならばやはり卑下され過ぎている。ナルシシズムの発達が良い場合には、その両者が葛藤を起こして、その葛藤について考え、現実的な日本像がこころに抱かれるようになる。しかし、脆弱なナルシシスティック・パーソナリティーでは、この両者が葛藤を起こさずに分裂したまま、こころのなかに留まることになる。

なぜ分裂が生じやすいかについて、次のように説明することができる。ナルシシスティック・パーソナリティーの場合には、自分の同一化している対象についての好ましくない面を認識することが引き起こす痛みに、耐えることができない。だから、そのような体験については、こころの外に押し出してこころを守ることに、精一杯になるからだ。そのようなこころでは、排泄したはずの悪い対象がこころのなかに戻ってくることが、おそろしい混乱を引き起こしてしまう。

そして、こころのなかで分裂している対象については、正確に考えることが困難になる。私が「日本的ナルシシズム」という言葉を使って示そうとしているのは、日本が直面する困難な課題について現実的に考えるよりも、日本とそれと一体化した自分との良いイメージを守るという防衛的なこころの動きに終始して、否定的な側面を分裂排除してしまうために、現実的に考えられなくなる弊害が起こりうることを指摘し、その乗り越えを目指すことだ。

もちろんこれは、ひっくり返した否定的な同一化を果たすことを推奨するものでは決してない。日本と日本人である自分についての否定的なイメージにのみ込まれることも、現実的ではない。この二つを比べるのならば、どちらかといえば前者の方が望ましい。

なぜ、このような分裂が維持されてしまうのだろうか。それは、社会や集団に属する場面で、「人任せにした上で、誰かに失敗させて後出しジャンケンの批評を行い、上から目線で発言する」ことが、現代の多くの場面で容易で可能だからだ。

現実的な場面で、自己責任で一貫した発言や行動がなされる時には、その瞬間には何らかの形での分裂の統合がなされている。このような活動を続けるなかで、一貫した社会的な責任主体たりうる自我が成立するだろう。過剰に楽観的な自分と対象についての考えをもっていた場合には、それは適切な価値下げを経験するだろうし、逆の場合もある。

しかし、観客席から見物しているような心的状況では、実際に行動している人に同一化したまま、自分の責任は問われないで安全に疑似体験をすることができる。この場合に、ナルシシスティック・パーソナリティーのこころで起きるのは、自分の分裂したこころのなかの、都合の良い部分を自分の方に残し、都合の悪い方を現実に行動している人物に投影することである。そして、常に都合の良い方から都合の悪い方を批判する心的体験を継続することが可能となる。この場合に、自覚的にはいつでも気分よく勝ち続けることができるが、ナルシシズムの修正が起きることも、分裂が統合に向かうことも十分には行われなくなる。こころのなかで不戦勝を続けるうちに、現実では不戦敗を続けるようなものだ。

これでは、民主主義は機能しない。なぜなら、この政治システムの基本は、一貫した責任を帯びた発言や行動を行える自我を備えた個人の集団が、社会をつくっていることだからだ。それなのに、ナルシシスティックな同一化を社会の大勢に対して保持しつづけるこころしか立ち現れないとしたら、それは危機的な状況だと考える。

現実に目立つ言動をしている人の批判を行うことは許容されるべきである。しかし、それだけに留まってはならない。自分なりの考えをもてるようになること、それを発言できるようになるための努力を行うことが、民主主義の社会に生きる国民にはどうしても求められている。

　加藤典洋は１９９９年に出版された『日本の無思想』という書物のなかで、戦後の日本に一つのニヒリズムが生じていることを指摘した。議論の開始となるのは、社会的な非難を呼び起こすような失言を行った後に、簡単に前言撤回して謝罪することをくり返した何人かの政治家のエピソードだった。そのなかには、１９６８年の農相が発した憲法についての「自分の国は自分で守る自主防衛が大切だ。こんなバカバカしい憲法をもっている日本はメカケみたいだ」という発言もあった。ある意味で、私たちの社会は五十年前と同じことをくり返している。問題の先送りをくり返して、考えるための時間を浪費していたのだ。他に取り上げられたのは、１９９４年の法相の「南京大虐殺はでっち上げだ」であり、１９９５年の阪神淡路大震災の際の大阪府知事の「被災者も自分でコメを炊けばいい」といった発言だった。

　前言撤回が拒否された例としては、１９８６年の文相の「（日韓併合は）形式的にも事実の上でも両国の合意の上で成立している」と、１９８９年の長崎市長の「天皇には戦争責任があると思う」が挙げられていた。正反対の立場ではあるが、首尾一貫した姿勢を貫いたことによって、この二人は加藤によって評価された。

　加藤は一連の出来事に言及しながら、日本社会が「二重思考」を許容していることを問題視した。つまり、政治家が個人の信念としては発言の誤りを認めないが、世間を騒がせた責任を取ってポストを辞任するというような考えと行動の分裂が、受け入れられていることを明らかにしたのだった。それは、より具体的には「失言政治家が前言撤回してなお自分を恥ずかしく思わずにすんでいる」という事態として現れる。私はこれについて、「分裂が許容されることによって葛藤や考えが生じず、ナルシシズムが維持される」と記述したい。

加藤の論考は鋭く、深い。通常ならば、このような思考が可能となるのは「ホンネとタテマエ」を使い分けているからだと言及することで十分とされるだろう。しかしこの著書のなかの考察は、その先に進んでいた。「ホンネ」が本当のことで「タテマエ」が嘘なのではない、と喝破したのだ。

その論理を詳細に追うことはしないが、「ホンネ」は確立した自我が抱く「本当の信念」ではない。こころのなかに存在する分裂したこころの一方が「ホンネ」であるに過ぎず、これは実は「タテマエ」と交換可能である。

「ホンネ」と「タテマエ」を使い分けるこころの奥底に、「どっちだっていいや」というニヒリズムが働いていることを、加藤は明らかにした。

国民が「どっちだっていいや」というニヒリズムに取りつかれ、「議論」と称して未熟なナルシスティックなこころが行う投影や排泄ばかりをくり返すのならば、現実からの急き立てに焦った為政者の強権的な動きを誘発しやすくなってしまうだろう。

ニヒリズムを乗り越え（私にはニヒリズムとは否定的な同一化に由来するナルシシズムの問題と思える）、「オモテ」と「ウラ」の使い分けではない自分の考えをもてるようになることを、この変化と危機の時代に、国民の一人一人が目指すべきだと考える。

しかし、これは容易に達成される課題ではない。性急なやり方ではなく、一つひとつ学び、経験し、対話を積み重ねていくことが丁寧に行われていく必要がある。

自虐的世話役と攻撃性の統合の困難

2015年7月

日本的道徳や美意識がいけないのではなく、それが未分化なまま高次の政治的・経済的判断を行う時にまで過剰に参照されて、それが不適切な場合ですら、「村の掟」的な感性が決定的な判断基準として大きな影響を及ぼすことが問題となっている。そのような方法では、複雑化した社会の課題に対応できないことが明らかになってきた。

「いい人」はいい人なのであるが、この日本語から連想されるのは、政治的な意味での不決断と回避と沈黙、経済的な意味での搾取されやすさ、という人物ではないだろうか。ひょっとしたら、大多数が「いい人」で、一部に政治的な腕力の権化、一部に経済的な原理の権化がいてバランスを取るのが、ここしばらくの日本社会の有り様だったのかもしれない。

精神分析家の北山修が記述した「自虐的世話役」というあり方は、「メランコリー親和型」と並んで、日本人の有り様の一面を鋭くとらえた論考であると私は理解している。自虐的世話役の特徴は、「他者を世話をすることを止められないこと、それが可能なときで実にそれが必要なときでも自分の面倒が見られないこと、さらに自虐的な傾向や自己破壊的な癖が存在すること」と説明された。この性質は、普通のお母さんからかなり重症の精神疾患に苦しむ人まで、広い範囲で認められる。女性に多いのだが、過剰適応のために心身症状態をくり返している男性などにも、見つけられることがある。（なお、北山は「自虐的世話役」

などについて、それが批判や弱点の暴露とならないような繊細な注意をされながら論文等を書かれている。私は書物のみで北山の業績を知る人間である。もし今回の小論を読んで傷ついた、不快な思いをもたされたと感じた人がいれば、その責任は私の理解と配慮の不足にある。この後に出てくる高石や内海についても同様である。）

献身的に他者や共同体のために働く「自虐的世話役」のすばらしさは語られ・褒められることが多く、私もそのことに基本的に同意する。しかしそうであっても、「自虐的世話役」のもつ否定的な面も理解し、複雑化した現代社会における意思決定に、この感性が影響を与え過ぎることには適切な制限がなされるべきだ。ユング派の心理学者である高石浩一は、学生相談に訪れた母・娘関係についての臨床観察から「マゾヒスティック・コントロール」という概念を提出した。密着した二者関係において、お互いに対しての献身と愛が実践される。その愛から生じる負担のために苦しむこともあるが、愛ゆえにそのことを相手に直接伝えることはできない。チラッと傷ついていることをほのめかす。

相手のために自分が苦しんでいることを相手が知って、自分に今まで以上の愛情を注いでほしいと願っている（このように相手を操作することが、マゾヒスティック・コントロールである）。そのように相手に操作しようとする願いをもっているという事実すら消してしまいたいと、愛ゆえに望む。そうであっても、もっと相手に振り向いてほしい。このような矛盾した思いをお互いに抱くなかで、母・娘などの二者関係が時に情緒的にはとても複雑にお互いを縛り合ってしまうものになることを、高石は明らかにした（そして通常は、マゾヒスティック・コントロールの内容のようなことをわざわざ言葉にしないのが、人間関係の機微を踏まえた成熟した感性だとみなされるだろう）。

あえて言葉に出さず、信頼し合い愛し合う関係のなかで、以心伝心ですべての調整がなされていったのならば、どれほどすばらしいだろう。しかし残念ながら、人の世で起きる多くのことはそうではない。

自虐的世話役は愛する対象について敏感であり、そのために傷つきやすい。そして、深く傷つくことがあるがゆえに強い怒りをこころの奥に秘めるようになる。「なぜこれほど献身しているのに、相手は私のことをこれほど省みないのだろう、軽んじるのだろう」と、そのように感じる。周囲の期待のために、大人のようなふるまいを身につけるのが早すぎた子どもを想像してほしい。「攻撃的に要求する子ども」「相手を支配して思い通りにコントロールしたいと望む子ども」は無意識的なものに留まって統合されず、意識的な自己主張の能力が育たない。経験を通じて学ぶことからは、疎外される。（なお精神科医の内海健は、一部のうつ病患者の発症の要因に、自分が行った献身について無意識的に期待していた報いが奪われたり与えられなくなったりすることが明らかになる状況があるだろうと考察した。滅私奉公的な心性をもつ会社員は、「それまで心血を注いで作り上げてきた縄張り」「優秀な部下としての評価」「庇護された居心地の良い立場」を失う時に、深いところでは強烈な不安と恐怖を感じ、より意識的な部分では特定の対象への怒りや恨みの感情を抱くことがある。）

そして私は、このような傾向を日本人全体で共有している面があるのではないか、と問いたい。社会全体の空気の流れに、自虐的なまでに沿わせてほとんど自己主張しない意識と、普段は抑圧されたままに何かのきっかけがあると暴発する攻撃性や支配欲が分裂したまま、一貫した考えをもてないままでいる。

自虐的世話役が成立する要因として、「母（的な環境）が弱くて、安心してそこに頼れない状況があること」と、「父（的な存在）が、母と子どものあいだの調整者として、是を是、非を非とする調整を行わないこと」という二つの状況が考えられる。後者は、いうなれば二者関係から三者関係への移行がなされない状態である。二者関係の外側の人間が介入して、「今のはお母さんが良くなかった」「今回は子どもの方が良くない」という判断をほぼ一定の基準で示し、それが一定の影響力をもつことで人間関係は社会的な性質を帯びてくる。しかし、何らかの理由でこのような第三者の関与がなく、情緒的に絡み合った二者だけで問題を解決しようとした場合には、罪悪感を押しつけ合って、お互いに自虐的な世話役としての性質を強め合うことを目指す閉じた人間関係が温存される。臨床的には、ひきこもり事例などでこのような現象が観察されることがある。

これを社会の空気と個人の要求とのあいだの調整の問題として考えるならば、第三者の役割を果たすのが法や論理である。具体的な社会的な組織としては、司法やマスコミがそれを担うことが期待される。しかし本書で述べてきたように、日本社会では伝統的に第三者性の重要さについての認識が高くない傾向がある。

罪悪感を刺激することで支配しようとする母的なマゾヒスティック・コントロールによる相互規制が秩序維持の中心にあり、父的な法や論理の権威によるコントロールが弱いのが日本社会の特徴である。

この場合に問題となるのは、意識的に場をコントロールする自我の働きが育たないことである。自己主張を行う自我は本来的に攻撃的な性質も帯びている。そのためには、社会的に適切な形で攻撃性がパーソナリティーに統合される必要がある。しかし、自分のなかの攻撃性についての意識が分裂したままであると、意識的には全く攻撃性を抑制している（他人を傷つけない）自分にナルシシスティックな満足を感じつつも、無意識的にコントロールの効かない形で攻撃性を発揮させる事態が生じる。

つまり、「善良に暮らしているのに、ひどいことに巻き込まれた。だから、その巻き込んだ他者の道義的な欠点を徹底的に追及して攻撃する。これが正義である」という形で強い攻撃性が発揮されることになる。

また、社会的に格下とみなした相手を指導するという名目で、怒りや恨みが発散されやすくなる土壌もここから生まれる。

「弱者の恫喝」という言葉を使うのならば、徹底的に強者に依存してその上に乗っかりながら、何かを要求された時にだけ「弱い私にそんなことを要求するお前は道義的にひどい人間である。弱くて知らないのだから責任はない。だから、強者のお前がそれを行え」という形でそれが表現される。

自虐的世話役は低次の段階では、ナルシシスティックな性質を帯びている。そして、無意識的には、自分が適切な自発性を発揮していないことを知っていて、そのことを恥じているかのように思えることがある。そのため、本当の意味で自発性を発揮している人に対して強い羨望を抱いてこれを攻撃するようになる。「出る杭は打たれる」という通りとなる。社会のなかで自主性は育ちにくくなる。独占欲も関連している。

私は、このような二者関係類似の、情緒的な水準の人間関係ばかりにとらわれて現実的な外部の課題に向き合えないことこそが、最大の危機だと考える。

自分の内部にある攻撃性を自覚し、それを一貫した社会的な形で表現できるような努力を重ねることで、「いい人と思われたい」ことにこだわり過ぎるナルシシズムの問題を克服し、自我を確立することが目指されるべきである。

日本的ナルシシズムの深層

2016年2月

「日本人は集団に合わせるばかりで自己主張をしない」という前提で、これまで日本人の心性を分析してきたが、それが単純すぎる仮定であることを振り返ることから、本論をはじめたい。

「空気を読んで常に自分を抑えて全体に合わせる」過度な従順さは、こころの深層において「決して誰に膝を屈することなく唯我独尊を貫く」頑なさと表裏をなしている。そして、このような心性を理解するためには、こころの深層を扱う精神分析の「分裂split」の概念が有効である。(「ナルシシスティック・パーソナリティーはこころのなかにたくさんの分裂を抱えている」参照、207頁)

かつて加藤周一は『日本文学史序説』で、司馬遼太郎の小説の主人公について、「私生活においては型破りで、仕事においては正確な状況判断と強い意志により優れた指導性を発揮する実際家である」と評し、管理社会のなかで型にはめられた会社員の「型からの脱出と型のなかでの成功の願望」という分裂した夢が反映されていると分析した。

「日本的ナルシシズム」の病理においては、型と自分との関係を抽象的に考える自我の機能は育っていない。その代わりに、「型」に丸っきり同一化してしまうか、丸っきり型破りの行動を示すかの、どちらか極端の言動が出現しやすい。そして、「日本人」「日本社会」の問題について論じられる場合に、多くの考察の対象が、オモテの面である型に丸ごと同一化してしまう傾向に限定されてきた。

しかし今回は、あらゆる型を忌避するような、また、あらゆる権威を尊重しないような、日本人のウラの側面についても目を配り、統合的な考察を試みる。この日本人のウラの面については、社会的な場面での性的な抑圧がとても弱い社会であることや、普遍性に訴える人権や論理の価値が理解されにくい点を、例に挙げることができるだろう。

これは決して日本人が全く不真面目であるといっているのではない。極端な生真面目さと極端な不真面目さが同居している心理的メカニズムについて、より精緻な記述を行うことが本論の目的なのである。

たとえば天皇への忠誠について、誠心誠意の思いからそうした多くの人がいたことは、もちろん間違いない。しかし、歴史的な文献を見る限り、口では尊王を語りながらもそれは名目に過ぎず、かえって天皇の権威を恣意的に濫用して私利私欲を確保することに執着したように思える人々もいた。

天皇制について考察した政治学者の藤田省三は、戦前の天皇の地位について、道徳的絶対者でありながら、周囲の輔弼を必要とする絶対権力者でないことを指摘した上で、臣民一般が解釈操作によって自らの恣意を絶対化して、相対的絶対者となる可能性を秘めていたことを指摘した。

つまり、「君側の奸」のような人物が現れる余地があり、天皇の道徳的価値を認めるようでありながら、現実には自分の恣意を解釈によって「天皇の真意を実現するもの」と主張して専横を振るうことが、原理的に起こりやすい傾向があり、これが太平洋戦争へと向かってしまった国家運営の一因であったと考えられる。

この点、日本人は実に不思議である。上下関係をある面では絶対化しながらも、ある面では決して人と人との上下関係を認めない。社会的に権威ある地位にあるものが、本当の権力を得ることを許さない国民性である。

古典的な日本論の著者たちもこの点はとらえていて、R・ベネディクトの『菊と刀』であれば、「権威の象徴となる人物は、常に実権から切り離されている。むき出しの権力を行使する者の正体を見破ると、日本人はそれを、私利私欲の追及に走るものであって、日本人の体制にふさわしくないと見なす」と書かれている。

中根千枝の『タテ社会の人間関係』ならば、他の「民主主義」の社会でも認められるような能力差を決して認めない、「極端な、ある意味では素朴ともいえるような、人間平等主義（無差別悪平等ともいうものに通ずる、理性的立場からというよりは、感情的に要求されるもの）」が指摘された。

ここには、公的な場面で私を抑えることを強制されている日本人からの、公の場で権力を行使する者への、強力で破壊的な感情である羨望が働いている。「軽く」て、うるさいことをいわず、ひたすら国民の経済を良くするためだけに奔走するリーダーが理想的だと考えられている。このようなリーダーの法解釈がいい加減であることには日本人は寛容だろうが、その同じリーダーが経済の水準を保てないことに同じように寛容であるかは疑問である。

ここで話題を変えて、人のこころの発達についての理論を参照する。精神分析のような西欧由来の理論では、まず母子共生の境地があり、そこに父のような第三者が介入することで、父親への殺意が刺激されるようなエディプス葛藤が賦活され、それを超えて個人としてのこころが成立していくと想定された。そのような個人が法や契約を媒介にして構成するのが、社会である。

しかし、この理論で日本人の患者をみているとしっくりとこないことが多い。日本人の場合には、母子一体の境地が人生の相当遅い時期にまで保存されている。母親との一体感は、家族や学校・会社などの「場」との一体感に転移されていく。新しい場に馴染む度に、その場が要請する社会的役割を果たすことを通じて、日本人は自らの人格の型をつくり上げていく。年齢と経験によって次第に人格は成熟していく一方で、そのような「型」にはまらない、幼児的な母子一体感の境地を引きずる心性が深層に温存されているのだ。

メランコリー親和型という元来はうつ病の病前性格と理解され、私を含む何名かの精神病理学者が日本人の性質を表していると考える性格の発達について、内海健は『うつ病の心理』という書物のなかで、次のような6つの発達段階を想定した。その6段階とは、①依存欲求の強い個体とその依存の挫折、②幻想的な一体化願望の形成、③強迫的防衛の発動、④権威の内面化、⑤強迫機制の性格防衛としての発展・勤勉の論理の発動、⑥一定の社会的成功と権威への依存である。

わかりにくいと思うので説明をすると、①は母子共生的な段階から、個人のこころが立ち上がることの失敗を語っている。母子分離の事実は否認され、その代わりに生じるのが②の幻想的な一体感、「母子の美しい一致した姿」を理想化し、それを核にパーソナリティーがつくられていくことである。

③以降の段階で語られているのが、母子の幻想的な一体感が、学校や会社で権威を体現する人物への一体感へと横滑りし、その場が要求する社会的な役割を果たしつつそれを内面に取り込んでいくことで人格も安定し、一定の社会的成功を収めていくという発達図式である。

しかし、社会的な役割を剥ぎ取られるような事態が発生すると、内面にある未熟さが露呈する脆さもこの性格には含まれている。

戦前や高度成長期の日本では、多くの日本人が母子関係で生じた「幻想的な一体感」を、日本全体の「幻想的な一体感」へと転移させて一致して頑張って、それぞれが「権威への依存」を前提に「一定の社会的成功」を果たしていたと考えられる。

ちなみに、自他未分化な幻想的な一体感が、日本人の個人・集団病理の中核にあると考えるのならば、

「出る杭は打たれる」や「村八分」などの心性を理解しやすくなる。

自我が確立されていないこころで、「幻想的な一体感」への幻滅によって生じるのは、クライン派の精神分析が「妄想分裂ポジション」という概念で記述した原始的で激烈な攻撃性である。したがって、集団のなかで一体感を共有していた人物が、上であっても下であっても一体感から外れる時には、その人物に対する集団全体の敵意が刺激されてしまう。だから、個人を社会的な場面で主張することがきわめて困難となる。

この考察から導かれる教訓は何だろうか。

「日本人のこころの問題を乗り越える」という問題設定がなされた時に、それは「タテ社会の人間関係」のような、封建制を連想させる上下関係や組織に隷属するような人間のあり方を否定する議論が中心に行われてきた。反権威的な風を装ってさえいれば、日本人のこころの問題に真剣にかかわっているかのような印象を与える誤解が、広い範囲で行われてしまった。

かつての日本社会のように社会的な権威関係があまりにも強固であった時には、これにも意味があった。しかし、現在のように社会が流動化した後には、このような姿勢ばかりを強調するリベラルさが、疑問に思われる場面も増えてきた。

反権威的な姿勢を強調するだけでは、先の内海の発達論による②以降の問題しか扱うことができなくなる。つまり、①の水準での母からの分離独立・個としての自我の確立という課題が果たされないままに、②以降の社会的役割を引き受けて経験することとの否定へとつながった。しかしこれでは、社会的な役割を果たすことで実際の経験から学ぶことから疎外されることになる。その結果生じたのは、本論の冒頭部で論じたような、今まではウラに隠れていた、漠然とした周囲への甘えに支えられた幼児的な万能感の発露である。

したがって、日本人のこころの課題を乗り越えるために重要なのは、①の水準の「全体との一体感」のなかから、いかにして責任主体たりえる自我の力をこころにもった「個人」を立ち上げるのか、ということである。この水準を果たしていないこころは、自らの問題を指摘された時にそれを受け止めること（象徴的に去勢されること）を拒否し、自分のことを否定しないで心地良い感情で満たしてくれる仲間を周囲に集めることで、その問題を否定し忘却することで対応する。

ここで維持される万能感とそれによる現実の否認は、「日本的ナルシシズム」と呼ぶのがふさわしい。このような防衛機制ばかりに頼る傾向があったのだとしたら、かつて日本が勝ち目のない戦争にのめり込んでいったことも容易に理解できる。

日本人のこころの成熟に必要なのは、一体感を損ない分離固体化をうながすような現実・外部・他者などの第三者性を帯びたものに出会うことを通じて、情緒的な一体感に留まることを断念し、自律的な個としてのこころを立ち上げることである。一方で、生のままの「現実」が受け止めるのに厳しすぎる時に、情緒と現実の外部の仲介役を果たすのが「父」の機能の一つである。しかし、この「父」の機能も弱まっていることが指摘されて久しい。

私がこの数年取り組んでいる福島の原発事故をめぐる議論について考えることで、本論をしめくくりたい。

原発推進の立場も反原発の立場も、②の水準の「幻想的な一体感」の醸成を目的として行われる傾向が強く、その水準に留まる限り、それらの議論は不毛である。しかし、原発をめぐる議論は、①の水準の課題を乗り越えた、個人的な判断が可能な自立したこころによって考えられたものへと少しずつシフトしてきている。この場合には、各論において意見の不一致が認められたとしても、日本がより良くなってほしいといった意図を共有しての協働作業が可能となるだろう。

狭い集団内での情緒的で幻想的な一体感にこだわることは、かえって分断や対立を深刻化させてしまう。私が結論として強調したいのは、一時は情緒的な一体感が損なわれるとしても、それぞれが自律したこころの有り様を目指した方が、大きな意図を共有することが容易になるということである。その時に生まれているのは、もはや幻想的とはいえない、現実的な一体感である。

かつて私を迫害した人への隠された怒りについて

2016年6月

先日、あるご縁からヨーロッパに住む著名な精神科医とメールのやり取りをする機会があった。そこに彼が書いていたことが、とても重要だと思ったので、彼にその内容と関連してブログを書きたいと許可をお願いしたところ、こころよく同意してくれた。

私が福島で仕事をしていることについては、それを大切な仕事であると認めてくれた上で、それが“slow”で“frustrating”であるだろうと語り、でも、「人々が社会的なトラウマに取り組むよりも、それを忘れようとすることを好む」のは、「そういうものだよね」と書いてあった。本当にそうだな、と思う。

被災地の「こころのケア」についてよく語られるが、それが何を意味しているかについてはあいまいなところがある。急性期であれば、こころの問題をあまり深く掘り下げるべきではなく、寄り添い、現実的な生活への援助を行い、そして慰めや気晴らしになるような機会を積極的に創出することが重要だろう。

しかし、ある程度時間が経った場合には、他のことも必要になってくると私は考える。無意識のうちにとらわれていて、現在の行動や考えに影響を与えている記憶や感情、不適切につくられてしまった思い込みについて、それを適切に扱うことが必要になる場合がある。

自分の感情や記憶に目を背ける時に、私たちは知らないうちに受動的にその無意識的・前意識的なものにのみ込まれて支配されてしまう。しかし、見ることに苦痛をともなったとしても、安全な環境と適切な支援のもとで、そういったこころのなかの要素が働いていることを知り、その人の人生の流れのなかに主体的に統合していくことができれば、それは大きな意義のある、豊かな結果を生み出すこころの作業となる。

私は、原発事故が起きた時に、この出来事がこころに与える影響は、日本社会が構造的に抱えている問題と結びついた取り扱いが難しいものになると直観した。そして、そういった内容について勉強をしていた自分が、そのことのために貢献したいという思いをもった。

彼のメールに戻る。福島のことについて触れた後でポロッと、「広島や長崎の文化とはどのようなものだろうか、日本とアメリカ・ヨーロッパとの関係の底には、巨大な量の隠された怒りがあるはず」だと書いていた。

そのメールのやり取りをしていたのが、ちょうどアメリカのオバマ大統領が広島を訪れてスピーチをした時期だったので、いろいろな連想が浮かんだ。

もちろん、戦争は複雑な事象である。しかし、「原子爆弾」という文脈で日米関係を考えるならば、アメリカは日本にとっての迫害者だった。それは、日本側の「巨大な量の怒り」を引き起こしたに違いない。

それなのに、戦後の日本はアメリカを美化し、やみくもな同一化を行った。心理臨床にかかわるものならば、すぐに連想する事態は次のようなものだ。トラウマに関連した文脈で時々出現する、被害者の迫害者に対する美化と同一化、迫害の事実の否認。

巨大な量の怒りは、深く深くその底に抑圧された。

戦後、一つのこころの動き方の固定化が進み、それが強化された。

「お上」に対しては、徹底的に理想化して同一化する。その関係性に内在する怒りについては、底に沈めて触れない。それをもち出して、「お上」の機嫌をそこねるようなことはしない。そうすることで「お上」からの保護を得て、経済的な利益を確保する。

もちろんこれは、戦前からもあったこころの動き方だった。「日本的」と呼べる面があるかもしれない。しかし、その詳細に立ち入ることは今回は控える。ともかく、それは戦後に強化された。

そして、このような内的な関係性は、一度つくられてしまうと、無意識的にさまざまな場面で反復されるようになる。

さてそれでは、「巨大な量の関係性の底に隠された怒り」はどこにいったのだろうか。わかりやすいのは、「下」として怒りをのみ込み続けなければならなかった人が、自分が「上」になった途端に、その「下」に、その今まで自分がもたされ続けた怒りをぶつけてしまうような言動である。

無意識的な働きというのは本当に不条理で、主語と述語の区別はなく、ただある関係性を反復して、うっ屈している感情を発散させて緊張を緩和しようとする。悲しいことに、怒りにはぶつけやすい所に向けられる傾向がある。

他に重要なのは、「受動的攻撃性 passive-aggressive」と呼ばれているものである。攻撃性を目に見える形で現すことはないが、相手からの重要な呼びかけに応答しないことで、その相手を攻撃するものである。目上から、重要な責任を引き受けるように呼びかけられたとしても、それを無視する部下の行動には、この受動的攻撃性が関与している。そして、日本は戦後、アメリカをはじめ諸外国からの政治的な責任を果たしてほしいという呼びかけに真剣に応じることはなく、経済的な活動に専念してきた面がある。

私はそこに、かつて日本に徹底的なダメージを与えたアメリカなど戦勝国への受動的攻撃性が働いていたと解釈する。「お前は強くて偉くて立派なのだから、お前がそれをやれ。おれたちはそんな面倒な事にはかかわらない。しかし、お前はおれたちの『上』なんだから、おれたちを保護することは続けなければならない」という無意識的な願望が、現れていたかもしれない。

アメリカに対する受動的攻撃性は、文化的な場面でも現れた。実態がどうであるかは別にして、アメリカが掲げる理念は自由や平等である。そして日本は、この理念について、「上」が唱える綺麗事に表面上お付き合いする「下」がするように扱ってきた面があった。無意識的には、憲法が唱えるような基本的人権の精神を受け入れることに抵抗し、同質さを理想とする集団主義の生み出す効率の良さと競争力の魅力を断念しなかった。民主主義の非効率さを嘲笑しながら。

結局、社会的な場面においての「上下関係」が、あらゆる関係性の理念よりも優先するというこころの型は、社会全体の基本的なフォーマットとして保存され続けた。ここには注意が必要である。戦後、場面によって、一般的な上下関係が逆転することは稀ではなくなった。しかしそれでは本質的に「上下関係がある」ということを乗り越えることにはなっていない。本当の意味でのイコールパートナー、それぞれが固有の責任と権限を負っているような関係性への理解は、乏しいままである。

おそろしいのは、このような内的な関係性がつくられてしまうと、それが無意識のうちに反復されることである。さきほども書いたように、無意識は主語と述語の区別がつかないので、どちらが上でどちらが下かは、恣意的な現れ方をする。

そして、私がこの事態を明らかにして広く伝えようとするのは、決して感情的に誰かを攻撃したり、日本の価値を貶めたりする意図からではない。無意識にそれが反復されていることの損失があまりに大きく、これを明確にして改めていくことが必要だからである。

アメリカが世界で唯一のスーパーパワーで、アメリカの様子だけを見ていれば生きていくことのできる世界であったのならば、このような内的な関係性のなかで活動していけばよかっただろう。しかし、世界はすでに多数のプレーヤーがそれぞれの影響力を発揮する複雑な関係性のなかで動くという性質を強めている。それなのに、日本の社会はそれに対応できるようなこころの体制になっていない。

私は現在、福島の復興にかかわっているが、やはりこのような受動的攻撃性による主体性の引き受けを回避する関係性に安住していることが、一人一人の市民が自主的に問題にかかわることを妨げていると思う。

そして、「関係性の底に隠された怒り」を発散するために人間関係が浪費されている。行政や電気事業者が「上」で一般市民が「下」としてこの関係性が現れることも、もちろんある。しかし、場面によっては一般市民が「上」で、たまたまその現場にいた行政などの職員が「下」となって、同じ質のことが起こることもある。また、「被災者」と呼ばれる人同士がお互いに、場面によってどちらかが「上」になりどちらかが「下」になるということも起こる。つまり、普段は抑えられている怒りの発散が行われる。そしてここには、主体性をもつことを禁じられ続けた人が、主体性を発揮している人に向ける羨望も働いている。

人間関係を、隠された巨大な怒りを発散する場として浪費することの損失に目を向け、同等な資格をもつ人間同士が新しい未来を共同して産み出すことにつながるような関係性が創られることを願う。

日本的ナルシシズムとうつ病の難治化・自殺の問題について

2016年10月

2016年の6月に『日本的ナルシシズムの罪』という本を出版させていただいた。精神科医として診療活動を行ってきて、うつ病などの精神疾患が難治化し、自殺のリスクが高まっている患者さんの対応を迫られたなかで経験した困難が、「日本的ナルシシズム」について考え始めた最初のきっかけだった。

実証的なエビデンスが得られなかったために注目されることが減ったが、以前の精神医学ではうつ病の病前性格論が盛んで、「執着気質」とか「メランコリー親和型」などのうつ病になりやすい性格が論じられ、それらの詳細を必死に勉強したのが私の精神科医としての初期教育だった。

「真面目ないい人がうつ病になる」というのは、その内容を単純化した表現である。しかし、以前から精神科医のなかでも精神病理学者と呼ばれる人々は、そういう「真面目ないい人」と「社会的な役割」の関係に不健康なものを読み取っていた。つまり、個人的な「休みたい、快を感じたい」という欲求と、小社会の内部での「立場を保ちたい、向上させたい」という欲求のバランスがおかしくなっていることを見出していたのだ。

社会における通常の教育では、個人的な欲求を抑えて、集団内の役割として期待されるものに添う方向に働きかけるものが多いのだが、うつ病に親和性があると考えられた人々では、病的なほどに、「休みたい、快を感じたい」という欲求よりも、「社会的な役割を保ちたい、向上させたい」という欲望の方が亢進していることを、精神病理学の先人たちは見出した。

むしろ、「自分が所属する小社会から自分に向けられた期待を裏切ることに、恥や罪悪感の観念をともなう強烈な苦痛を感じる」と説明した方が、適切かもしれない。そういう人々への〝治療的な〟働きかけは、まるで、真面目な人を不真面目にさせるかのような、不道徳なことを勧めているかのような雰囲気をまとってしまうことがある（もし、精神科医にうさんくさいイメージがあるとするなら、このことの影響は結構大きいだろう）。

この現象を、精神分析の理論を援用して、「社会内の立場」を得てそこに一体化しているナルシシスティックな自己像に近づくことから得られる情緒的な満足ばかりが過大となり、他の欲求を充足させることが省みられなくなっている状態であると理解した。しかし精神医学の理論から見て病的であったとしても、この状況を耐えて乗り切って成功すれば、困難に打ち勝って社会的な事業を成し遂げたとみなされることが多いので、その社会的な立場から降りられなくする「善意の」助言は、あちこちに見出される。

そして、当人は死ぬほどつらくとも、小集団内の高次とみなされる立場を失うことの恐怖の方が勝って、降りられなくなっていく。

このような状況に陥っている患者さんを何とかしようと、「病気だから休む／降りるように」と伝えることは、その人のナルシシズムへの挑戦と受け止められる危険性が高い。たとえそれが主治医からの助言であっても、激烈な反応を呼び起こすことがある。

自己愛が傷ついたことによる自己愛性憤怒 narcissistic rage が引き起こされ、「指導する立場」に主治医があることを破壊しようとする羨望 envy が亢進することによる闘争（主治医と患者で、揚げ足を取り合って攻撃し合うようなことも生じる）へと治療場面が変容してしまうことがある。

そのあたりの攻撃性が、ヘンにねじ曲がって他所にぶつけるところがなくなり、自分に向かうと自殺のリスクが高まる。

この理論で、今の社会的な現象を、ある程度説明できると考えている（たとえば、うまくいかない政策の間違いを認められないこと、そしてそれをやめられないことにも、この心理はかかわっていると思われる）。

そこから導かれた結論の一つはきわめて常識的で、「なるべくプライドを傷つけない言い方・伝え方を考える」ということになるのだが、切迫した状況では、そうもいっていられない。自分が担おうとしている社会的な責任を果たすためには、ナルシシズムとナルシシズムのぶつかり合いになることを覚悟で、厳しい直面化を相手に迫ることが必要な時もある。

危惧するのは、日本という社会全体で、「個人的な欲求を省みるのはダメなことであり、直接かかわる集団の理念よりも普遍的な価値を訴えるのは勘違いした未熟さの現れであり、他のことを無視して、所属する小社会のために滅私奉公してすべてを捧げることがまともな社会人である」という思い込みを共有し、相互に厳しく監視することで成功してきた（そしてその失敗の部分を否認してきた）という面があったことである。

ここで共有されている美化された集団と個人の理想像に心理的・社会的に拘束されている状況を、日本的ナルシシズムと呼んだ。

しかし、否認して意識から排除したい現実が、明らかになる事態が続いている。

私は、日本人の一人一人が、日本的ナルシシズムによる相互拘束を抜けて、本当の良い意味で自我を確立することで、ナルシシズムの病理を成熟させることが今の時代における倫理的な行為であり、それによって個人と集団が弁証法的に高め合うような状況を実現できると考えている。

その時に日本的ナルシシズムは終焉し、成熟した日本的な誇りが回復していることだろう。

「教育勅語」の呪縛のなかで日本社会が先送りしてきた課題

2017年3月

日本社会が直面する課題

現在、教育勅語が関心を集めている。

きっかけは学校法人森友学園の話題であろう。この学校法人が用地を取得するに当たり、複数の政治家に便宜を受けたのではないかという疑いがかけられている。安倍首相の昭恵夫人のこの学校法人との距離の近さも指摘されており、現政権を脅かす政治スキャンダルとなる可能性もある。

この学校法人森友学園が運営する幼稚園で、園児に教育勅語を暗唱させていたことも話題となっている。戦前の教育において大きな影響力をもち、そして戦後には否定された教育勅語であるが、それと向かい合い、その意味を問い直すことが私たちの社会にとって乗り越えるべき一つの課題となっている。難解になる可能性を避けず、本論では教育勅語の意義について哲学的に掘り下げて考察した。

あらゆる思想・宗教・政治理論などは、言語で表現される思想や教義・理論体系を奉じている。しかし、教育勅語に現れる日本的な感性は、そのような言語化される以前の「生活の実感」を、それらの諸理論よりも上位に置く。思想と思想のぶつかりあいならば、その優劣を論理的に考察することが可能であろう。

しかし、言語で表現される思想になる以前の生活の実感を、あらゆる思想よりも優位にあると考える立場を論理的に否定することは難しい。教育勅語が表現しているのは一つの強力な哲学的な立場であり、西洋近代に対する一つのアンチテーゼになりうるものだったのだ。

そのため、これに対しては完全に同一化してしまうか、全く否定して距離を取るかの極端な態度が生じやすいのだが、そのどちらも避けて思考することが、現在の日本人に必要な姿勢である。

教育勅語が「排除」しているもの

藤田省三という丸山眞男の弟子の政治学者に『天皇制国家の支配原理』という著作がある。それを読むと、いま日本社会で起きていることについての理解が大変深まる内容となっているが、あまり広く知られていない。そのなかの教育勅語について書かれている所を、拙著『日本的ナルシシズムの罪』で紹介した。

教育勅語が制定された背景には、上からの近代化と、各地のムラ社会の論理（情と義理によって構成員の一人一人が全人格的に結びついていること）の対立があった。それは次第に激しくなり、時に調停が困難になるほどであった。

そこで求められた葛藤を解決するための指針として示されたのが教育勅語であった。

この時の日本は、帝国主義全盛の世界情勢のなかで、近代化を急がなければならず、さまざまな葛藤を先送りにして国民の一体感を醸成し、国防上の問題に対応する必要性に迫られていた。

藤田は、勅語の制定に大きな役割を果たした井上毅が、時の内閣総理大臣山縣有朋にあてた書簡に注目した。そこでは、教育勅語が満たすべき条件として、次のような内容が挙げられていた。

- 難解な哲学上の理論が入り込むことを避ける
- 政治上の事柄に巻き込まれるような内容は避ける
- 漢学の表現や、洋風のスタイルを使わない

・愚かな行為、悪を戒めたりする言葉を使わない
・世にある流派の一つを喜ばせ、他を怒らせるような表現は使わない

教育勅語を見て、「普通の当たり前のことが書いてある」という感想をもつ人が多いと思う。しかし、教育勅語の影響を評価するためには、「教育勅語が排除しているもの」を見る必要がある。

つまり、「哲学的な考察」「政治についての考察」「批判的行為」「何らかの理論」「外国の知的伝統」などへの真剣なコミットメントは「非道徳的」となり、素朴な生活感覚と情緒的な一体感を保つことが「道徳的」である――。

その道徳的な感覚が、批判を押し込め、ムラ的な感覚では対応できないようなどんな問題についても、「日本的道徳」を適応させることで解決できるような万能感が生じる要因の一つをつくってしまったと私は考える。

複雑な葛藤には、論理や法による正／誤の判断が行われて決着がつく事が望ましい。しかし、論理的な判断が社会のなかで信用されない場合には、複雑な葛藤は先送りにされてしまうのではないだろうか。あるいは、論争ではなく、社会的な課題の追及が「どちらが道徳的に優越しているか」を競う方向に進んでしまい、身を粉にして問題解決のために奮闘したと認定され道徳的に優位な空気に属した方が、劣位になった方を抑えつけるという形にならざるをえない。

そのために日本社会で生きることは、「日本的な感性のなかでより道徳的であるための競争」の性質を帯びてくる。必然的に日本人は、哲学よりも道徳の運用法に興味をもたざるをえない。日本人の経営者に、哲学よりも「道徳」を好む人が多く、日本論が活発であり続けることの原因の一つが、ここにある。

日本的な道徳社会においては、論理的な不備を指摘されると、「そういう正しいことをいうことで、聞

く人を傷つけたから、論理的に正しい人は道徳的に間違っている」というような応答が横行するようになる。

私は教育勅語が日本人の精神性に与える影響は、とてつもなく広く大きいと感じている。たとえば、日本的なリベラルに属する人々が、口では流行の西欧の思想を語りながらも、その精神性の根本に教育勅語があるため、自分が知識人であることを恥じているような場合も、頻繁に目にするように思う。

しかし、より教育勅語の精神に忠実な人々にとっては「批判は不道徳的で避けるべき行為」なので、何らかの意味で罪悪感を刺激されると相手以上に身を粉にして働くようになる。

何らかの意味で自分を安売りすることを自分に強いるので、たとえば職業場面でのうつ病の発生や、ある種の業界における安売り競争、その結果に生じるデフレスパイラルにもこの心性はかかわっている。

西洋近代へのアンチテーゼとして

さて、教育勅語とそこに表現されている精神の意義を明確にするために、それと西欧近代の精神との関係性について考えてみたい。

西洋近代は、それまで真理を保証する存在であった「神」を殺し、その代わりに「人間の理性」を真理の根拠を担保する存在として認定した。傲慢であるが、非常に真面目な精神であったといえる。

当然、その歪みも大きく、西洋近代初頭からその問題点が意識されていた。近代以降の思想家や哲学者は、みな、ある意味で人間の理性の限界を感じた上で、それを真理の根拠の基盤に据えることの正当性を担保することに困難を感じ、そのことについて思考した。私たちは理性的な存在でありたいと望んだとしても、身体的な欲求や願望から自由であることはできないのだ。

そのなかで、現象学という立場の祖と目されているフッサールという哲学者の後期の論文『ヨーロッパ諸学の危機と超越論的現象学』に着目したい。この論文では、個別の科学が、世界を客観的に把握するためにその「数学化」を推し進めたために、生における全体的な意味が見失われ、学問全体が危機に陥っていると指摘されている。

特に西洋近代の精神を体現する存在としてガリレオの名が挙げられ、「ガリレオは、発見する天才であると同時に隠蔽する天才でもあるのだ」と説明された。つまり、ガリレオは自然現象の背後にある物理的な法則を明確にして、人々に理解させたという意味で「発見する天才」であった。

しかし同時に、天空や太陽、そして星々に対して人々が抱いていた素朴な信念や、生活感覚に根付いて天体に与えていた意味づけを無意味なものにしてしまったという意味で「隠蔽する天才」でもあった。

科学の進展とともに、あらゆる世界の現象は数学的に表現されていくようになっていくけれども、それとともに、それらの現象から私たちが直接に把握した直観的な意味は、ますます見失われていくのである。これが、フッサールが指摘した「ヨーロッパ諸学の危機」であった。

フッサール自身は元々数学者で、そこから出発して理性の正当性を根拠づけようとした人であった。しかし、そのような哲学を思考することに生きた人が、晩年に主張したことの内容が、科学以前から世界に存在していた「生活世界」の重要性に人々の目を向けさせることだったのである。

今回はフッサールに着目したが、フロイトやハイデガー、マルクスなど、人間の理性を規定する情動・身体・生活の基盤の重要性を指摘した西欧の哲学者は数多く存在した。

そのような西洋近代の精神の運動を対照とすると、最初から、生活世界に根を下ろした直観と生活感覚に留まり続けようとした日本の土着的世界観については、どのようなことが見えてくるであろうか。日本の位置は、西洋近代の運動から見た時に、後進的であるのと同時に先進的であるという「ねじれ」である。このねじれが、さまざまな混乱を引き起こしている。

単純に否定することの難しさ

現象学や精神分析などで、「扱える記号の発達」を考察することがある。

人間が扱うことのできる記号は、最初は身体言語と区別がつかない泣き声、うめき声から始まる。やがて抽象的な理論展開、さらにコンピューターのプログラミング言語のような世界から切り離された記号操作にいたる。

この途中で、自分の身体とは独立して展開する「言語」と出会い、自らも言語の使い手として、「言語を使う人々」の世界に参入するが、この「言語以前」と「言語以後」の違いが個体の精神の発達において決定的な意味をもっている。大げさにいえば、この前後では主体の有り様が存在論的に異なっている。

私が思うに、教育勅語に現れる精神性は、「言語以前」の「言語以後」への優越性を強調する。これは、哲学的に相当に強い、西洋近代に対する一つのアンチテーゼたりえるような強力な立場である。

このことにはメリットとデメリットがあるが、一つ後者を挙げると、議論や批判が難しくなることを指摘できるだろう。言語以後の存在に対しては、その存在を尊重しながら、その意見（言語内容）を否定することが可能である。

しかし言語以前の存在（自分の言語をもたず、影響力のある何かに同一化している場合を含む）では、存在と意見が未分化なので、意見の否定が、そのますぐに存在の否定になってしまう。

つまり、議論がルールのもとでの言語ゲームにならず、存在と存在の潰し合いとなる。その結果、さまざまな葛藤は多くの場合にできる限り先送りされざるをえず、複雑な社会的な課題に対応できなくなる。このことは、福島や沖縄の問題などに適切な介入を日本社会が行えないことの遠因となっている。

では、単純に「教育勅語」を否定すればよいのだろうか。

私の回答は否である。これはシンプルな表現であるが、そうであるからこそ、相当に強い思想的な立場を占めている。そのことについてのレスペクトを失ってはならない。

西洋近代の宿痾は、人間と自然の対立、そして人間の疎外・孤立化である。人間と自然にかかわるさまざまな出来事が数字に変換され、その数字の操作だけで重要な物事の決定が行われてしまい、全体の意味が見失われているということは、現代の日本を含む世界の重要な危機である。

教育勅語を否定することで、生活世界の重要性を否定するような発想が強まることにも、警戒を行わねばならない。教育勅語の乗り越えは、決してその内容を道徳的に非難することだけでは成し遂げられない。生活とそこに根付いた直観を否定するのは危険である。

教育勅語を単純に否定するのではないが、それを乗り越えるために重要なのは、教育勅語の影響力にとらわれている限り不可能になっていた、日本社会が先送りにしてきた課題の一つひとつにきっちりと向き合って解決していくことだろう。

そこには、教育勅語に現れた日本的精神と、西洋近代の精神の関係性の考察のような、思想的な課題も含まれている。

日本人の「心情」はすでに大震災前に戻ってしまったのかもしれない

２０１７年12月

悪い意味で「日本的心情」は、震災前に戻った。むしろ悪化したかもしれない。

「日本的ナルシシズム」という病理性

私は東京に生まれ、大学と縁の深い所で精神科医として生きていた。心理学的な立場から、個人と集団・社会との関係について考えていた。

日本社会には、集団やその伝統と個人が、相即不離で密着している状態を理想化する「日本的ナルシシズム」という病理性があり、そのことが、精神科病院への患者の長期入院の問題、一部のうつ病の発生や遷延化、自殺の問題と関係があると考えていた。

２０１１年に東日本大震災が発災し、原子力発電所事故が起きた時に、「日本的ナルシシズム」の観点から説明できる社会的事象が多いと感じた。

信頼できる「型」があり、それに沿っている時の日本人のすばらしさと優秀さ、それと同時に、その「型」が失われた時の混乱と無為無策のコントラストを強烈に感じていた。

「この原発事故の問題に真剣に取り組んで、根本的な所から考え直して新しい動きを始めなければ、日本社会は本当にダメになってしまう」と、そんな不安を感じて、２０１２年4月から東京電力福島第一原子力発電所に近い福島県南相馬市に移住して、活動を始めた。

あの時は私だけではなく、悲惨な震災の経験のなかにも、これから新しいものが生まれるかもしれないという期待が、もっと強かったと思う。

しかし「日本的心情」は、驚くほどに底堅く、変わらなかった。むしろ震災を経て、居直って開き直る傾向が強まったようだ。

それまでは、それなりに「ウラ」を隠して「オモテ」を取り繕うことができていた。しかし今はそれが崩壊し、「ウラ」が露出し続けていることについて、どうしようもできない。

どうしてこうなってしまったのだろうか。私も移住をして5年半以上経ったところで、自分の行ってきたことを批判的に反省したいと考えた。こちらに来て活動を始めて、自分の考えや行動が正しかったと確信を深めた部分もある。

しかし、自分の思考や行動のなかに、それまでは自覚が乏しかった重要な誤りがあったことにも気がついた。

今回はそれを明らかにすることで、自分がそれを明確に修正していく指標としたいし、同様な問題に取り組んでいる方々の一助になってほしいと願っている。

日本人が依存してきた「タテ社会」の論理

まずは、先達の言葉に耳を傾けたい。取り上げるのは日本論の古典的名著、１９６７年に出版された中根千枝の『タテ社会の人間関係』である。

日本社会の心情的な問題点の解明は、この世代の業績で完成されていた。その後に出たものは、比較的良質なものであっても、その焼き直しでしかないし、ほとんどが劣化コピーとなっている（自分が書いた

『日本的ナルシシズムの罪』も、そうなっていないことを願うばかりである）。

問題は、約五十年ものあいだ、明らかにされていた課題への取り組みが十分に果たされなかったことだ。そのことを解き明かす鍵となるのが、次の文章だと考えている。


「とにかく、痛感することは、『権威主義』が悪の源でもなく、『民主主義』が混乱を生むものでもなく、それよりも、もっと根底にある日本人の習性である、『人』には従ったり（人を従えたり）、影響され（影響を与え）ても、『ルール』を設定したり、それに従う、という伝統がない社会であるということが、最も大きなガンになっているようである。」


『タテ社会の人間関係』では、先輩＞後輩、父＞子、男＞女、社長＞重役＞課長＞係長＞平社員＞アルバイトのような序列が明確でないと居心地が悪く、一旦序列が明らかになるとそれを無批判に受け入れてそれに従って行動する日本社会の様相が、丁寧に記述されている。

一見するとこれは、日本社会に残る封建的・前近代的な要素が批判されているかのように読むことができる。しかし、ここでは批判されている対象が、二段構えなっている。そのことに気がついている読者は少なく、そのことがかつての私を含めて、多くの誤読を引き起こした。

中根は、「権威主義」や社会の上下関係を全否定している訳ではなかった。

たとえば、日本以上に序列意識の厳しい社会としてチベットの例を挙げているが、そこでは「学者（伝統的に僧侶であるが）の間の討論の場においては、完全にこの序列意識が放擲される」ことに感心している。

むしろ、日本社会に認められる、無差別悪平等に通じるような極端な人間平等主義の方に、批判的な見解を示していた。

何よりも中根が批判したのは、日本における個人と個人のあいだでは、それぞれが基本的な人権を尊重した上でルールを設定して関係性を構築するということがきわめて稀で、「力関係」「影響・被影響関係」という形でしか関係性が安定しないことだった。

このような力関係しか信用しない人間が創る集団であるから、必然的に序列を明確にする必要性が高くなり、「タテ社会」の論理に大きく依存して、それ以外に実行力のある動きのできない社会になってしまう。

もう一度まとめると、「ルールを設定できず力関係でしか他人とかかわれない個人」があり、その上で「序列を明確にしてそれに依存するタテ社会」が成立することになる。

これを乗り越えるためには、最初の「具体的なルール（法など）への信用を基盤にした人間関係」の構築について学ぶことこそが、根本的な解決である。

しかしながら、こちらの問題には蓋をしたままで、「序列」を攻撃すること、やみくもにそれを逆転させて後輩＞先輩、子＞父、女＞男、アルバイト＞正社員＞係長＞課長＞重役＞社長のような状況を実現させることこそが、社会的課題の解決につながるかのような短絡的な錯覚が蔓延したことが、50年の時間の空費が生じた一因である。

たとえば、副反応が話題となるワクチン接種の問題について考えてみたい。

予防接種を実施するべきか否かについては、個人における将来にわたって細菌やウイルス感染が原因となる病気にかかるリスクを減らすことと、個別のワクチン接種によって生じる副反応の可能性、社会全体における病気の流行を防ぐための公共的な視点のすべてを比較検討して、合理的と思われる社会的なコンセンサスを創っていくことこそが、求められているはずである。

しかしながら、そのような「理屈」よりも、一般化できるかどうかが疑わしい「副作用に悩む患者」について、それがごく少数であってもその悲惨さを強調した報道の方が好まれた。

それに続くのは、ワクチン接種の正当性を社会に主張する医師や研究者、それとワクチン製造販売会社などといった「権威」への徹底的な批判である。

その結果、日本では海外の多くの国で無料で接種が行われている流行性耳下腺炎（ムンプス）やロタウイルスの予防接種が、有料の任意接種のままである。

さすがに現在では状況が改善されているが、ワクチン接種が不徹底だった世代があるために、日本でしばしば流行が問題となる麻疹（はしか）は、いわゆる先進国では撲滅されたと考えられている病気である。

確かに、一部の医者や研究者、関連した業者が不適切な問題を起こしたことがあっただろう。しかし常にそうである訳ではない。その度ごとに妥当な判断がなされなければならない。

それにもかかわらず、合理的な思考とそれを基盤とした地道な取り組みを受け入れるよりも、専門家＞非専門家の序列を逆転させた上でスケープゴートをつくり、そこに攻撃性を発散させる疑似解決の方が歓迎されやすかったのだ。


権威批判は簡単、だからこそ……


話が抽象的でわかりにくいと思うので、個人的な経験を書く。

私は三十代の前半、「治療共同体」というコンセプトを重視する精神科病院に勤務したことがあった。

これは精神科病院などに長期入院した患者が、管理されることに慣れきってしまい、自発性や能動性を失ってしまう問題にどのように対処するかという問題意識のなかで発展した精神科の治療についての一つの思想だった。

そこでは、精神科病院を一つのコミュニティであると考え、入院している患者もコミュニティの一員として、コミュニティの課題について知り、その運営に参加する機会を与え、そこでの患者の活動を支えることで能動的に社会とかかわる姿勢を回復させることが試みられた。

具体的には病棟で頻回にコミュニティミーティングを開催することなどが、その手法だった。

その理念に共感して熱心にその病院での勤務に励んだ。精神科病院において、医者＞看護師＞他の医療職種＞患者というヒエラルキーが存在し、それこそが患者に害悪をなしていることを、その時の指導者は強調した。

確かに、精神科病院には抑圧的で搾取的な構造があり、それを取り除くことで患者が改善することがあることを、私は度々体験した。次のような例を挙げておく。

・病院への批判意識が非常に強く、かつ、金銭へのこだわりが強い患者がいて、長期に個室に隔離されていた。気分が高揚した時に多数の買い物を行い、その物品を捨てることに本人は同意せず、病院が管理費を取って院内にその物品を置いていた。なかなかその患者の興奮が収まらなかったが、病棟師長が状況を理解し、その物品の管理費がかからないような工夫を行った。その結果、その患者の興奮が改善した。

・こころの問題の改善のためには、ノーリスクの安全な場所で生活するだけではなく、自分の判断で何かを行動してみて、成功でも失敗でも、実際に経験することが重要である。しかし、医療スタッフは、自分が担当する時間にトラブルが生じる可能性が高まる治療計画が実施されることについて、モチベーションを感じることが困難である。それに対して、医療スタッフ＞患者という力関係を批判することで、「患者の安全を確保するために」という大義名分の下で、過剰な管理・行動の制限が行われやすかったのが改善した。

ここまでは利点の方が多かったのだが、すでに問題点が現れ始めている。患者＞コ・メディカルスタッフ＞看護師＞医師という、逆転の力関係が導入されていたのだ。

これは、高い理念についての日本的な誤解による逸脱的な運用であり、それを続けた結果は、後悔の多い内容となった。

旧来の精神科病院のヒエラルキーを批判して、ある程度の治療的な成果を挙げることができた私は、傲慢になった。どんな権威であっても、それが権威として社会のなかで機能している以上、それを批判するロジックを構築することは容易である。

なぜなら、「権威」とそれへの依存性こそが、社会の悪の根源であることを前提に活動しているのだから。より大きな権威を批判することで、より大きなナルシシズムの満足が得られるような倒錯的な歓びを、自分の支えにするようになっていた。

その代償は小さくはなかった。

自分が少しでも権威性を帯びないように、配慮しなければならない。人に向けた刃は自分に戻ってくる。私も現実の社会で仕事をしている以上、権威性を周囲に承認してもらえなければ役割を果たせない場面に遭遇する。

そんな時に、私が外部の権威を批判する姿を評価して、私の近くにいた人々は、私が誰かを批判したように私を批判した。時には、「男」であり「医者」であり「東大卒」なのが、逆差別の根拠になっているように感じたこともあった。多少の反論を行ったが、結果としては力なくその批判を受け入れて身を引くしかない場面が、いくつもあった。

なぜ自分でも、そんな当たり前のことがわからなくなっていたのか、今となっては不思議である。「社会的な序列関係」や「権威」に問題があるとしても、それがすべて間違いなのではない。

病院における救急治療の場面などでは、そのようなヒエラルキーがきちんとしている組織でなければ、適切な医学的管理を行うことが不可能となる。パターナリズムが必要な場面も存在する。それを全否定することは、大きな誤りである。

実際に、ここに紹介した病院では、難しい問題に責任をもってかかわろうとする職員は、辞めていった。大変な問題に取り組んだ後で、その行為のなかに少しでも「権威的」な部分があれば、厳しく批判されることがくり返されたからだ。

残るのは、「オモテ」の序列関係が批判された後に成立した「ウラ」の序列関係の上位にいる人たちで、可能な限り複雑な問題にはかかわろうとせずに、後からかかわった人を批判することが上手な人たちだった。

こうしたことは病院に限らず、日本のあちこちでいまだに起きているのだろう。

「反権威」のもつ権威性

この数十年間の日本社会では、伝統的な権威の他に、「反権威」的なものも、一つの権力・権威として機能してきたことが、十分に認識されていない。

極端な「平等」の理念を掲げて、一切の社会的な権威を承認せず、実際に問題にかかわっている人々を威嚇し操作することも、一つの「力関係」である。

社会的な高位の立場にあることを背景に、他者を権威的に屈服させることが「父的な権力」であるならば、反権威を掲げて「弱者の傷み」を錦の御旗に相手を従わせようとするのは、「母的な権力」といえるだろう。

そのどちらも、力で物事を推し進めようとすれば、さらに大きな力を呼び起こし、その両者のつぶし合いの結果しか招来しない。

「反権威」のもつ権威性も、批判されねばならない。それが無責任に、さまざまな活動を行っている人を不当に攻撃していることの問題点が反省されなければ、それを封じるために、伝統的な権威が横暴に力を発揮することへの、根拠を与えることにもなる。それも、避けられなければならない事態だ。

医療から原発の問題に目を向け変えてみよう。

一部の反原発運動は、放射線についての基本的な知識を無視し、現地の社会的な問題への影響について全く配慮せず、ただひたすらに、既存の権威への批判と攻撃を行う倒錯した「権威性」を帯びてしまっている。

そのことが逆説的に、原発推進を目指す人々に正当性を付与してしまう可能性について、自覚が全くないようだ。

いま日本の「若者」が直面する困難

ところで、最近の日本の「若者」が抱えている困難の一つは、日本社会における伝統的な権威と、「反権威の権威」の二つの権力のねじれに由来している。

学校では、「反権威の権威」の影響力が強い場合が多い。そこでは、先生を軽蔑し、気に入らない指示を与える教師については、周囲を巻き込んで攻撃することも行いやすくなっている。

それとは逆に、多くの企業では「伝統的な権威」に沿う価値観が信用されており、そのなかで若者などの新しい参加者は最下層として扱われる。地方では、結婚もそのような性質を帯びている。

したがって、学校で「反権威」の権力に守られてきた若者が、突如その権力からの庇護を剥ぎ取られて、仕事や結婚の場に参入することへの心理的・実際的なハードルが高くなってしまい、社会参入が難しくなっている面がある。

結果として、「立ち去る」か「ひきこもる」ことを選んでしまう若者が、多くなっている。

＊　　＊　　＊

最後は、自己批判を行って、この文章を終わらせたい。

日本社会の課題に取り組みたいという最初の自分の問題意識には、正しいものがあった。

しかし途中から私は、大きな権威を批判する気持ちの良さがもたらすナルシシスティックな満足と、それに引き続く論争がもたらす興奮に耽溺して、中根が最初に指摘した問題点への取り組みをおろそかにしてしまった。

つまり、身近な個別的な場面で、きちんとしたルールを設定した上での、機能する社会的な集団を構築することをおろそかにしていたのだ。この部分こそ、大切にしなければならなかったことだ。このことについては十分に反省して、改めていきたい。

もう一度、中根の言葉を引用しておく。

「とにかく、痛感することは、『権威主義』が悪の源でもなく、『民主主義』が混乱を生むものでもなく、それよりも、もっと根底にある日本人の習性である、『人』には従ったり（人を従えたり）、影響され（影響を与え）ても、『ルール』を設定したり、それに従う、という伝統がない社会であるということが、最も大きなガンになっているようである。」

日本社会で増殖する「万能感に支配された人々」への大きな違和感
気づくと、私も万能感に浸っていた……

２０１８年10月

万能感に支配され議論する人々

最近、ＳＮＳなどにおける議論の不毛さと破壊性が指摘されている。

問題となるコミュニケーションでは、基本的に、相手の語っていることを正確に理解しようという意欲に欠けている。

熱心になるのは、相手の発言について「傷つく」何らかの存在を探すことだ。

あるいは、その発言の公共の利益を損なう面を指摘すること。相手の語る行為が非道徳的であることを示し、その語られた言葉、あるいは語った人をコミュニケーションの空間から排除すること、少なくとも信用のできない人物として印象づけることで、その影響力を削ぐことにコミュニケーションの努力のほとんどが傾けられる。

ここでは、双方がもち寄ったロジックを戦わせることで、そのどちらもが洗練されていくことは起きえない。弁証法的な議論の展開はありえないのだ。

その代わりに、ただ痛めつけ合うだけの結果になることも、しばしばである。私が見るところ、それは次に説明するような万能感に支配されながら議論を展開する人が多いのにもかかわらず、そのことへの自覚が乏しいからである。

「中立的な立場から被害者に共感する」という一見すると道徳的な実践が、人のこころに誤った「万能感」を抱かせることがある。

その万能感が、科学などの信頼に足る他者の見解を軽視し、「加害者」とみなした対象に過剰な攻撃性を向けることに歯止めをかけなくさせる。

そして、そのような「万能感」を批判している時の私も、まさにその「万能感」にとらわれている。このような万能感（ナルシシズム）がつくり出す精神の監獄から、私たちはいかにして自由になることができるだろうか。

『死霊』型の万能感とは何か？

『死霊』は、戦後の思想と文学に大きな影響を与えた埴谷雄高の主著とみなされる作品で、登場人物たちが哲学的な議論をくり広げる、思弁的で形而上学的な色彩の強い小説である。

１９４６年から書き始められ、病気などによる中断を含みながら１９９７年の死の少し前まで書き継がれた。難解であるために直接その書が読まれることは多くはない。しかしその内容が、現代日本社会における倫理観に及ぼしている影響は大きい。

『死霊』の第7章は「最後の晩餐」というタイトルがつけられている。ここでは世界宗教の教祖たちに対して、一人の近代的な日本人が軽蔑と拒絶を示し、徹底的な非難を行う様子が叙述された。

まず、イエスがその道徳的な瑕疵を責められる。責めるのは、「復活したのちにも飢えに飢えきったお前にまず最初の最初に食われた焼き魚」であり、最後の晩餐で食された「容赦なくこまかく微塵にひかれた小麦の粉」であり、「無残に砕き踏みつぶされた葡萄の粒」である。釈迦も、同様の批判にさらされる。「苦行によって鍛えられたお前の鋼鉄ほどにも固い歯と歯のあいだで俺自身ついに数えきれぬほど幾度も幾度もくり返して強く長く噛まれた生の俺、即ち、チーナカ豆」によって、強く弾劾される。

かつて私は、この倫理観の徹底と峻厳さに感動し、その思考が日本人によってなされたことを誇りに感じた。しかし現在は、そこに潜む万能感と頑迷さの問題点の方を、大きく感じている。

『死霊』型の万能感とは、どういうものであろうか。

まず、相手の権威はどのような者であっても承認されず、その語る内容に耳が傾けられることは一切ない。

「生命」としてこの世に存在する以上は避けがたい特質（この場合は「食べる」こと）を指摘して、その非倫理性を断罪する。批判の対象となった存在は、常に「加害者」として規定される。その「加害者」の罪悪を強調するために、「被害者」の痛みと損害は強調される。

このように構築されたロジックによる攻撃から逃れることは、どのような存在でも不可能だ。イエスや釈迦であってもそうだ。

現代日本の「正しい」人々

このように展開される言語ゲームのなかで、勝利を得る可能性を追求するならば、自らも身体をもってこの世界に生きている存在であること（したがって、他者に対して本質的に負い目をもつ存在であること）を超越しようとする、「非存在」とか「虚体」といった観念に訴えねばならない。

それを、埴谷雄高は、その全生涯をかけて追求した。

しかし、あえて私は、この埴谷の構想に異を唱えたい。ここでは、人との対話の目的が倫理的に「勝つ」ことに収束してしまい、相互が実際に支え合う社会的な存在であることが否認されている。

埴谷の論法を徹底するならば、イエスに食べられた魚もまた、他の生命を食べた罪に問われるのではないか。

この埴谷の思想を、水準を下げて引き継いだような精神が現代社会で蔓延している。その人々は、安全な見えない場所に自らを隠したまま、決して当事者になろうとしない。

相手から攻撃を受けない「傍観者」の位置に自らの姿を隠し続けたままで、一方的に「当事者」が「何かを傷つけたこと」を探し、非難を行い続ける。その精神のなかの「万能感」は肥大している。

そのようにして育成された、現代日本の「正しい」人々が、善意の名の下に、攻撃性を発散させ続けるようにして、そこに居合わせた不幸なスケープゴートを犠牲にする。

そして、その自らの行為の結果について検証することも、その責任を取ろうとすることもない。このような攻撃性が、今現在、私たちが暮らす社会のなかで猛威を振るっている。


ちなみに、このようなこころの働き方が、その本人に慢性的なうつ状態をもたらすことがある。

そのような人々のこころのなかでは、過酷な「批評家」が活発に働いていて、世間の悪への怒りを始終たぎらせているのと同時に、自分自身のことも厳しく監視してしまう。

その結果、他人との本当の信頼関係を構築することが困難になり、常に不全感と罪悪感に悩み、自己評価が低いままに留まる。

このような万能感の肥大によるナルシシズムの蔓延は、いかにして防げるのだろうか。

それは、非存在の、自らが責められ傷つくことのない場所に留まることを放棄し、多くの限界に制約され傷つくことのある当事者の責任を引き受けて、自らの立場を明確にしながらコミュニケーションを行うことだ。

中立的な立場から事後に客観的かのようなまとめを発言するだけの行為であっても、それが現場で「当事者」性をもって物事にかかわる人の努力を貶める効果を及ぼす可能性がある。

自らの顔と名をさらしながら､勝つことも負けることもあるコミュニケーションに参加し続けることで、やがて自分のことも相手のことも尊重する寛容さが育まれる。

社会的な立場や責任を負うことを回避したまま行われる無責任な発言については、重要な扱いがなされないこともあるだろう。

サン・チャイルド論争

福島駅近くに、現代芸術家のヤノベケンジ氏の作品である「サン・チャイルド」が設置されたが、それに反対する意見が多く寄せられたために撤去される事態になった。

反対の理由としては「計測される放射線が0（ゼロ）という科学的にありえない状況を理想的に提示することで、風評被害を助長する」という意見、東日本大震災・原発事故で被災した人が、この像を見ることでトラウマを刺激されてつらい思いをする可能性があるという意見、多くの人が通る場所への恒久的な展示を、短期間で決定したプロセスが不適切であったとする意見などが、主なものである。

しかしながら、これらの反対意見がSNSなどを中心に盛り上がり、実際の「サン・チャイルド」の撤去につながった事態についても、「一部の極端な人の攻撃的な意見」がインターネットを中心に拡散した効果であると批判する立場も表明されている。

実は私自身が、その議論が熱心な時点でフェイスブックやツイッターで「サン・チャイルド」の展示に批判的な意見を表明し、比較的多くの人に読まれたという経緯がある。

私が問題と考えて指摘した点も、前の段落にまとめた3点に要約される。このなかで特に最初の、「風評被害を助長したのではないか」という点について、もう少し説明したい。

すでに林智裕が講談社現代ビジネスにも寄稿している（「防護服を着た子供像『サン・チャイルド』は、なぜ福島で炎上したのか」）ように、サン・チャイルドの発しているメッセージが、「震災後現地に留まった人々」の「生活を再建するための戦い」の価値を著しく貶めて、それを侮辱する性質をもっていると受け止めた人がいた。

ここで危惧されているのは、サン・チャイルドが撤去となった経緯について、「正しい反原発の主張や、現代芸術の進んだメッセージが、保守的で地元の利益にのみ固執する、原発を推進したい政府の権力と利益誘導に巻き込まれた人々によって潰された」という理解ばかりが横行してしまうことだ。

反原発運動の活動も、一つの抑圧的な権力として日本社会に強い影響を及ぼしている。

そして、その権力が断定的に掲げる、東京電力福島第一原子力発電所事故による放射線の低線量被ばくによって直接的に引き起こされた健康被害が甚大であったが、それが隠蔽されているだけであるという主張は、逆転した権威・権力が掲げる政治的なメッセージとして機能している。

原発事故被災地における農業などの産業の再興に励む人々にとっては、特にそうである。サン・チャイルドの撤去が決まったことを、「権力に対する民衆の勝利」と規定した人々もいた。

他にもたとえば9月21日付けの福島県の地元紙、福島民報には、「心ない番組」と題して、米国の会員制の大手動画配信会社「ネットフリックス」が放送した「『もう安全かどうか見たい』と、海外の記者が外国人向けのツアーに参加する。富岡町や大熊町、浪江町などを巡り、訪問先で出された食事に『この辺の食材は心配』と話した。さらには無許可で帰還困難区域に入る様子が映し出される」番組のことが報道された。この番組を見て、「悔しくて涙が出る」と話した関係者もいた。

熱心な反原発の方々が集まる場に参加すると、「原発事故による放射線被ばくの直接的な健康被害は軽微である」と主張することが、集団のタブーに触れる危険をおかしているかのように感じられることがある。

しかし、この点はＵＮＳＣＥＡＲ（国連科学委員会）報告書などでもまとめられているように、「科学」の面では「軽微な被害」で決着のついている問題であり、両論併記とするのはすでに適当ではない状況である。

現在の問題は、むしろ政治的なものであり、社会学的なものであり、文化的なものであり、精神的なものである。

集団の主張に合わない科学的な命題は無視し、自分たちにとって都合の良い極端な主張を行う御用学者を重用する。これは原発推進派について行われた批難である。

しかし現状では、これが反原発運動のある種の側面の説明としても、当てはまっている状況がある。

警戒すべきなのは、反原発運動にシンパシーをもっている人が、「弱者が強者を告発しているのなら正義」と断定する万能感に浸ってしまうことだ。「加害者」と「被害者」は、逆転しうる。

今回のサン・チャイルド論争でも、それを擁護する立場から「科学や数字に威圧されることで、アートはおびえて萎縮してしまう」という意見が紹介されたことがあった。

しかし、私はその意見に疑問を感じた。アートを感性的なだけのものに規定してしまうことは、重要な社会的な事柄に信用のおける関与ができないものとして、アートの価値を矮小化してしまうのではないか。

過去を振り返れば、解剖学や建築学などの科学的な知見を学び、自らの創作に生かした芸術家も、少なくはなかったのではないか。

その文章では、「アート」が「科学」に対する「被害者」の立場にあることだけが強調されたが、「アート」の方が「科学」に対する加害者として機能することもありうるのだ。

「こころのケア」という面を考えるのならば、被災者のこころのなかには、トラウマや喪失に苦しむ面と、それを忘却して意欲的に自らの生活を充実させ発展させたい面の、両者があることを認識しておくことが必要である。その矛盾したこころの内を往復することで、こころのなかが整理されていく。

しかし、大雑把な傾向として、原発を是とする立場からの政治的メッセージは、人々の悲しみたい感情を抑圧して、「前向きな」行動に被災地の人々を固定しようとする傾向がある。

逆に反原発の立場からのメッセージは、悲しむ面を強調するのと同時に高いミッションへの参加をうながし、生身の生活する人間としてのニーズを抑圧してしまう傾向がある。

しかし当事者は、過去の不幸な出来事に苦しんでいるのと同時に、現在の不自由と将来の生活についての不安にも苦しんでいる。矛盾することもあるが、その両者のニーズが満たされていかねばならない。

民主主義の危機を乗り越えるために

現代の日本における民主主義や、「個」の確立として理解されている内容は、徹底的な誤解にさらされている。

伝統的に日本は集団主義で、公的なものが個人の要請に優越する傾向が強く、この点の弊害が強く問題であるとして指摘されてきたし、私もそのような発言を行ってきた。

しかしこの課題の克服が、「集団」と「個人」、「公」と「私」の力関係を単純に逆転させることで達成されると考える風潮があるのだが、この点には異を唱えたい。

日本社会で、局地的には極端な「私」の無責任な権利主張によって、不当に「公」にある立場を取っている人々が圧迫されている状況も出現している。

「公」による支配を拒絶するのならば、「公」によって行われていた管理を、「私」が代わって担うことが必要となる。

「公」によって自動的に行われていたものは、「私」による自発的で主体的な営みとして引き受け直されることがなければ、地域や共同体が適切に運営されていくことはないだろう。

求められているのは、集団の意思決定のために必要な判断について、それぞれの個人が責任をもって引き受けることである。

「集団」「公」が自動的に正で、「個人」「私」が誤であると判断することも、それを単純に逆転させることも、「個人」として社会的な出来事にコミットして判断を示すという責務を十分に果たしていない。

是々非々で、独立した責任を負える判断を下した個人が、相互に意見を戦わせるなかで問題点の理解が深まり、意思決定を可能にしていくのが、民主主義が機能するために必要なプロセスである。

それを回避して「集団」や「公」に実務や意思決定をすべて委ねたままで、自らは一切の責任や労務を担うことなく「私」の権利ばかりを主張し、それを正当化するために「公」の否定的なイメージを強調することが横行すれば、民主主義的な手続きへの尊敬や信頼は失われるだろう。

その結果、集団主義的な社会の運営方式を望む意見に一定の正当性を与えてしまう状況が、現在の日本社会に生まれているのではないだろうか。

私が原発再稼働に反対する理由

ここまで論じてきて、原発についての私自身の考えを明確に示すべきだと感じた。

2011年の原発事故について、一般住民の放射線被ばくによる直接的な健康被害は軽微であるという判断への確信は強まっている。しかし、そうであっても原子力発電所の再稼働には反対である。

理由の第一は、事故が起きた時の損害があまりに大きいことだ。

原発事故によって広い地域に避難指示が行われ、地域社会は崩壊した。それによって引き起こされた間接的な健康被害は甚大である。福島県における震災関連死が突出して多いことが、そのことを示している。

さらにつけ加えるならば、放射線による直接的な健康被害が福島の事故では軽微であったのは、幸運と多くの人々の命がけと呼べるような努力があり、事故の拡大が防がれたからだ。この事故で発生した放射性物質の大半は、幸運にも風向きの影響で海に流れてくれた。

そして、事故の起きた現地で対応した人々の英雄的な働きがあった。さらに、その後の内部被ばく・外部被ばくを防ぐために費やされた福島県民および行政・電気事業者による膨大な努力があって、被害の軽減が達成されたのである。

次に事故が起きたとしても、今回のように軽微な範囲に直接的な放射線による健康被害が留まるとは限らない。

原発の再稼働を主張する人々は、日本経済の活力を維持するための必要性を主張することが多い。

しかしながら、一旦事故が起きてしまえば、賠償・除染・廃炉を含めて、どれだけのコストの投入が必要になるのか、それを誰が負担するのかが、十分に検証されているのだろうか。

もちろん「故郷」の喪失は、金銭で償いきれるものではない。そうであっても、その費用がどうであったのか適切な試算が行われ、国民全体に開示されるプロセスは、どうしても必要だと思われる。

それでも原発の再稼働を検討するのならば、自然災害が相次ぎ、また世界的にテロの危険性が拡大しているなかで、万一でも原発に事故を起こさせないために上乗せすべきコストは、どのようなものになるのかが十分に検討されるべきだろう。

原発に反対する理由の第二は、ここまでの歴史的経緯を見る限り、原発の運用が社会におけるある種のモラルハザードを引き起こしている点である。

原発を推進しようとする勢力については、経済的・政治的な支配を地域に達成した上で反対意見の封殺を目指す傾向が、分かちがたく結びついている。

どうしても不問に付すことができないのが、事故の数年前から津波による事故の危険性を指摘されていたのにもかかわらず、東京電力の経営陣がそれに誠実に対応しなかったことである。

また、電力会社本体と、原発が存在する場所の現地職員や協力企業との関係性も、「支配／被支配」という性質が濃厚なものに思われる。

それによって危険なイメージの強い原発と関連した作業が、コストが膨大になることなく遂行できているが、それは継続できるものなのだろうか。あるいは、継続した場合に社会に歪みをもたらさないだろうか。

さらにもう一点指摘したい。昨今は、原発事故による損害についての賠償で、地元住民からの訴えをADR（原子力損害賠償紛争解決センター）が受けて行った介入を、東京電力が拒否する事例が増えている。これも、批判されるべきであろう。

原子力発電に反対する第三の理由は、その過程で発生する核廃棄物の処理についての方法が、不明確なままに留まっていることである。

２０１１年に起きた事故による「放射線による直接的な健康被害」が軽微だとしても、原発の再稼働に反対するロジックを構築することは容易である。

対立する陣営の主張のすべてを否定したり排除したりするのではなく、そのなかの説得力のある部分については自らの主張のなかに取り入れてロジックを展開させるべきである。

私も万能感に浸っていた……

日本社会は「ナルシシスティック」である

権威の主張を無条件で受け入れることによる万能感も、やみくもに権威を批判する『死霊』型の万能感も、何らかの修正を受けなければ弊害が大きい。

日本における議論が有益なものになるためには、場の空気に一体化してしまうことを警戒し、それぞれの個人が責任をもって一つひとつの課題に是々非々を判断できる力を、主体的に身につけていく努力が必要不可欠である。

そのためには、自らが純粋な被害者や、純粋に中立的な立場から被害者に同情しているだけの存在だと考えることを断念し、自らの加害者性についても認識する精神性の強さを身につけていくことも求められている。そこから、立場の違う相手への寛容さも生み出される。

今回のサン・チャイルドの件で私が主張した内容について、「無意識的ではあっても、原発の再稼働を推進し、再生エネルギーの社会における進展を妨害しその関係者を攻撃する」効果をもっているのではないか、と事後に私に指摘した人がいたが、それは正当だと考える。

『死霊』のような万能感について、私はこの文章で批判してきたが、「サン・チャイルド」について批判する私は、反原発運動の活動家や現代芸術家を「イエスや仏陀」のように感じ、自分や原発事故被災地に暮らす人々を、そのような聖人に食される「魚や豆」に感じていた。自分が批判している「死霊」型の万能感に、自ら浸っていた訳だ。

しかし見方を変えれば、私の方が、「魚や豆」となったサン・チャイルドの関係者を食い散らかす「聖者」のようだった。埴谷雄高は『死霊』のラストシーンとして、二人の聖者が話し合い、決着が着いた時に勝者もまた崩れ去る展開を構想していた。そのことの高い意義を考え直したい。

自らの誤りを認めた上で、私は今回「原発反対」を明言することを選択した。自分の立場をあいまいにしたままで、「相手がいかに誰かを傷つけたか」という主張を行うだけでは、袋小路から抜け出せなくなるからだ。

これからの社会では、自分とは意見のすべてが一致せず、場合によっては対立することがある相手とも、条件によっては目的のために協働することが求められる場面が増えるだろう。そのためには、相互の寛容さが必要である。

そのような共生の努力を行わず、自分と違うものを排除する（場合によってはそのために吊し上げる）か、自分に同一化させるか、自分が立ち去るかという選択しか行えない精神が蔓延していることこそが、現在の日本社会におけるもっとも大きな問題である。それを私は、「ナルシシスティックである」と形容したい。

サン・チャイルドの論争の後、福島で現代アートを展開させる「福島現代芸術ビエンナーレ」の活動を知ることになった。

その一環として、私が住む南相馬市でも今年から3年間、「海神（わだつみ）の芸術祭」が行われ、多数の現代芸術家が参加するという。その関係者の方が、実行委員に私のことを誘って下さった。

迷ったが、引き受けることにした。やはり先に強く攻撃してしまったことについて、何らかの償いをしたいという思いがあったことが理由の一つである。

もう一つ、震災と原発事故によって引き起こされたトラウマについて、アートの力によって、公共の場で癒やしにつながる活動が、適切な方法を検討すれば可能ではないかという期待ももっているからである。

しかし今度は性急に強いメッセージを発表することは行わず、じっくりと直接の対話を重ねることを優先していきたいと考えている。

なお、この芸術祭は複数の会場で行われるが、そのなかには南相馬市小高区ゆかりの作家、埴谷雄高を記念する埴谷・島尾記念文学資料館も含まれている。

appendix
福　島

私の体験としての東京電力福島第一原子力発電所事故

２０１６年３月

こころを圧倒する体験の量と質

２０１１年の11月に、私がはじめて福島県の飯舘村、南相馬市、相馬市を訪れた時には、まだ国道６号線沿いに津波で流された船がひっくり返っているなど、海岸近くにはその爪痕がしっかりと残っていた。また、人気のなくなった飯舘村や、国道６号線の避難地域とそうでない所を隔てていた、原発から20キロメートルの境界の警備の様子などからは、どうしても異様な雰囲気を感じた。放射能についての知識も十分ではなかったので、「本当にここにいて大丈夫なのだろうか」といった不安が何度も頭をよぎり、途中からは頭がぼーっとして考えにくい、変な感覚だった。案内してくれた地元の方々が、さまざまな震災と関連した話をしてくれたのだが、その一つひとつが、こちらの感情のメーターが振り切れそうになるようなインパクトのあるものだった。私はすっかりのみ込まれていた。

直接的に視覚や聴覚から受けた刺激も強烈だったのだが、精神病理学を学んだ精神科医として、ピン、と非常に強く「これは人のこころに大変なことが起きている」という思考を呼び覚ます出来事があった。

お昼ご飯を食べながら、地元のおばあさんの話を聞いていた。恐ろしかった地震の揺れ、心臓の病気で避難ができなかったこと、間接的にのみ伝わってくる津波や原発事故のこと、避難をうながしに来た自衛隊員との会話など、どれも深くこころを揺さぶるような内容ばかりだった。そのおばあさんが、突然明瞭に「セシウム１３７」という単語を話した。強い方言のアクセントで話すおばあさんだったので、そのクリアさが一層際立っていた。セシウム１３４とセシウム１３７を使い分けて、相当正確にその概念を理解しているようだった。このおばあさんの震災前までの生活には、「セシウム１３７」を意識することがなかったと予想される。それなのに、わずか8カ月ほどの期間で、このおばあさんの言語体系のなかに、これほどしっかりと「セシウム１３７」といった自然科学の用語が組み込まれるようになった事態というのはどういう出来事なのか、まったく理解ができないままに「とにかくこれは大変なことだ」という思いが深まったことを記憶している。

２０１２年4月から私は福島県南相馬市の、原発からだいたい24～5キロメートルほどの所に暮らして、精神科医の仕事をしてきた。当初は、普通に暮らしていても強く感情に働きかけてくる出来事が、矢継ぎ早に押しかけて来る思いだった。道を歩いているだけで、側溝の水たまりを見ただけでも、「線量が高いのではないか？」などと、不安を感じながら暮らしていた。こころが入ってくる刺激を消化しきれないまま、どこかぼーっとして、しっかりと考えられない嫌な感覚を抱えながら、次から次へと不慣れな状況での決断と行動を積み重ねた。

躁的に舞い上がりそうになるこころ

震災後に話題となる精神疾患として、ＰＴＳＤやうつ病、アルコール依存症などが増える可能性が指摘されている。しかし、現地で生活する精神科医の肌感覚としては、うつ病とアルコール依存症の症例には確かに出会うのだが、明らかに増えたと言い切れるほどの確証は得ていない。震災前の状況が不明なのと、地域全体で精神科医療機関が減ったこと、避難によって相当数の住民が避難したことの影響も考慮しなければならないからである。

それから、地元には津波に巻き込まれた方を中心にPTSDを疑う人は相当にいるのだが、その後の放射能のことや諸々のことが忙しく、その中のかなりが放置されたままであるという問題意識をもっている。

明らかなのは、高齢者で認知症を発症させたり悪化させたりした方が多いことだ。やはり、移住で慣れ親しんだ住まいや習慣から引き離されたこと、そして放射線の被害を恐れて子どもたちや孫たちが地元を離れてしまったことの影響は大きい。土をいじって生きてきた人は、土から離れると弱るし、また土を触ると元気になることを、傍で見ていて強く実感した。ほとんど言葉を話せないほどに認知症を悪化させた高齢者が、徘徊が止まらないことで精神科病院に相談に来たが、その徘徊の内容が、「仮設住宅から、何回止めても、自宅のある避難区域に帰ろうとしてしまう」というものだった。聞いていて切なかった。きちんと学問的にまとめることはなかなかできていないのだが、ブログでインターネット上に発信したり、取材に来たマスコミ関係者に「高齢者の問題を是非取り上げること」を頼んだりした。

意外なのは、震災後に訪問活動が活発になったことで掘り起こされたひきこもりの事例が多いことだった。三十代・四十代でひきこもっている方々が、少なくないことがわかったが、伝統的な地域で震災後の混乱が続くなかで、その方々の居場所を確保していくことは、今後の課題の一つとなっている。

医療・福祉・ボランティアで地域の子どもと接している方々から聞く話には心配なものがある。落ち着かなかったり、発達が遅れたりしている子が多く、親も精神的に不安定になっていることが少なくない。また、放射線についての不安から、運動不足・体力低下が進行していることも指摘されている。それなのに、体系的な調査や介入は行われていないのが現状である。

話題にされることは少ないのだが、私が今回の福島第一原子力発電所事故被災地のメンタルヘルスを考える時に重要だと考えているのは、（軽）躁状態の問題である。ここまで述べてきたことからもわかるように、現地にいると強く感情に訴えてくる刺激に事欠かない。そこに加えて、現状や将来の安全性などへの漠然とした不安も、こころのどこかには続いている。さらに大きいのは、外部からの注目の大きさである。世界中・日本中から関心を寄せられ、応援を受けることが比較的容易なのだ。比較するのも不適切かもしれないが、私も震災前から地域の精神医療のために一生懸命働いたり、学問的な発信を試みたりしたが、それほど注目されたことはなかったし、そのことを不思議にも思わなかった。ところが、被災地に行ってからは、私のようなものでもずいぶんとテレビ・ラジオ・新聞などが取材してくれた。これは南相馬市では特別なことではなく、積極的に活動をしていた人は全員がそうだったといえる。この文脈でいいたいことは、躁的な興奮を導きやすい条件が、そろっていたということだ。分不相応に良くしてもらっている自分が舞い上がらないように、「たいしたことは何もしていない」と自らを戒めながら仕事をしていた。実際に、福島県立医科大学の精神科が福島県全体を対象に行った入院患者の調査によると、2011年には躁状態の入院患者が増加し、うつ状態の入院患者は減少していた。

私にとっての日常生活としての精神科医療

特に移住した直後には不安が強く、なかなか落ち着かない気持ちで毎日を過ごしていたのだが、そんな時に私を救ってくれたのは、慣れ親しんだ精神科病院の日常業務だった。患者さんの病歴を聞くと、もちろん震災の影響の大きさを感じたのだが、病院のなかにいて仕事をしている分には、東京で精神科医として働いていたことと本質的には変わらない、という印象だった。もっとも、地域全体で精神科病院が震災後約1年間は機能していなかったという事情があり、重症な患者さんはすでに他地域の病院などに移っていたので、統合失調症や躁うつ病などのいわゆる精神病の患者さんが少なかったり、患者さんの年齢層が高かったりという傾向はあった。2〜3年経つまでは、二十代はもちろん、三十代や四十代の患者さんも少なく、ある時は入院患者のほとんど全員が七十代以上だった。少ししてから、若い人たちも地域に戻ってきたのだと感じたのを覚えている。

世の中が殺伐としている時に、以前と同じようなルーティン・ワークをできると落ち着くのは、私だけではなかったようだ。病院の近所に住んでいる看護師から、「建物だけが残って閉まっている病院を見ることはつらかった。先生方が来てくれたおかげで、普段の病院を再開させることができました。ありがとうございました」などと声をかけてもらったことがあり、そんな時には私も嬉しく感じた。しかし2012年の春頃にはまだ、余震が時々起きていて、そんな時には普通に過ごしている病院のスタッフが、一斉に震災時の出来事などを話し出すことがあり、その傷跡の深さを感じたものだ。

一般に、災害後のメンタルヘルスのニーズについては、二つに分けて考えるのが良いと思う。一つは、健康な人が中心の地域全体の反応に対処すること。ただしこの場合には、あまり焦ったことを行うよりも、地域全体の復興を支えつつ、ソフトな感じでトラウマ反応や一般の精神医学的な情報を地域に伝達し、何かあったら対応できるような姿勢を示すのが良いようだ。もう一つは、地域に元から存在した精神科医療・福祉の利用者をいかに支えるのか、という点である。病院や福祉事業所が機能していない、薬品も十分に手に入らない、そのような状況で精神障害者が避難所などで長期に過ごすことを強いられた場合に、状態が悪化する危険性がある。それに対応するためには、踏み込んだ強い介入が速やかにできるような準備がされていることが望ましい。

自殺予防の問題から社会的活動にかかわるようになったこと

２０１２年４月に私が南相馬市で生活をはじめた直後に、旧警戒区域（原発から20キロメートル圏内で、強制的な避難指示が出た地域）への住民の一時立ち入りが許可された。１年以上放置された家屋には傷みが激しい場合があり、動物が増えていたり、盗難が多かったりという状況で、ショックをうける方も少なくはなかった。そんな中でも、ほとんどの人は黙々と自宅に通ってそこの片づけを続けていたのだが、５・６月につらいニュースが続いた。南相馬市小高区と浪江町で、一時立ち入りをした住民が、その場で自殺を遂げてしまったことが報じられたのだ。避難によって見ないで済んでいた被害の大きさを、実際に目の当たりにしたことの影響の強さを感じた。

その頃の私は、もどかしさも感じていた。仮設住宅での暮らしが長引いているなど、精神的に強いストレスを感じている人は多かったはずである。しかし、地域における精神科疾患への偏見の強さもあり、精神科病院を訪れるのは本当に一部の方だけだった。そのような中で、地域活動を行う有志の人々と縁ができて、自殺予防のための対策が必要なのではないかということを話し合うことができた。

そこで私は精神科医として「自殺予防のコミュニティ・モデル」を紹介することができた。これは認知行動療法の考え方を自殺行動に当てはめたもので、「個人のキャパシティを超えるような負担が生じている」「その個人が孤立している」「さらに、その個人はその状況から逃げられない」場合に選ばれてしまう行動が、自殺であると考える。その場合に自殺予防のために必要なのは、地域の結びつきを強めて個人が孤立することを防ぐこととなる。

このアイデアは一般の有志の方々から受け入れられた。その上で、「地域の結びつきを強めるため」の活動がいくつか生まれたのだが、私が最も深くかかわったのはラジオ体操だった。毎朝同じ時間に集まってラジオ体操を行うというシンプルな内容だったが、実施してみると、「知り合いが増える」「生活が規則正しくなる」「運動の機会になる」ということで、自分の体験として好ましい影響が多いことを実感した。

上述したボランティア活動を継続する中で、特定非営利活動法人「みんなのとなり組」を立ち上げることになった。さまざまな方からのご支援を得て、こちらではその後に精神疾患の一般的な知識についての広報や、簡単な認知療法の技法などについて普及させるアプローチも行った。

南相馬に来てから学んだことはたくさんあるが、その中でも最も大きなものの一つが、「安定した豊かな日常生活が、精神を安定させる力の強さ」である。それが損なわれた環境で生活して、それを深い水準で実感した。都会で臨床をしていると、つい精神医療が他の地域の経済や産業・政治・教育などと関連していることを見失ってしまいそうになるが、「災害」はそれを見やすくさせる。本当に、「こころの復興」は、「地域の復興」であり「日常生活の復興」なのだと痛感している。

安全神話と日本的ナルシシズムのこと

原子力発電所事故のことを真剣に考えるのならば、ほとんどすべての日本人が「安全神話」を信じていたことを外すことはできない。私も、事故を起こすとは夢にも思っていなかった。それだから、東日本大震災の時に刻々と福島第一原子力発電所の状況が悪化していく様子が報じられていたのを、非常に緊迫した思いで聞いていた。そして、震災直後からしばらくはうつ状態に陥っていたと思う。何とか東京にいて、日常業務をこなすことが精一杯だった。なぜ、それほど落ち込んだのかというと、自分が考えていた日本社会の病理性についての記述が、当たってしまったような感覚に取り憑かれたからだった。

私はこの十年来、「日本的ナルシシズム」という仮説を提唱している。うつ病の病前性格論として知られている「メランコリー親和型」の名は、ドイツの精神病理学者のテレンバッハの内因性の気分障害についての広範な研究をまとめた著書『メランコリー』に由来する。私の出身である東大分院神経科の医局には、この『メランコリー』の仕事を積極的に日本に紹介し、研究を深めた飯田眞先生が在籍しておられた影響で、この理論について深く学ぶ機会が与えられた。

その後、日本の精神医学界では、アメリカ主導の操作的診断基準を受け入れるという大きな変化が起こり、『メランコリー』はあまり注目されなくなった。しかしながら、私はこれについて、「メランコリー親和型の病前性格論と発病状況論を、うつ病という生物学的疾患から切り離し、ドイツや日本のように遅れて近代化を果たした国家に生じた文化結合症候群であるとして解釈しなおす」「解釈するに当たって、母子関係について深く探求したクライン派の理論を援用する」という戦略で理論化を目指してきた。

西欧近代のエディプス・コンプレックスを中心とした精神性的発達図式は、だいたい次のようになる。まず、母子未分化な一体感がある。そこに父が第三者として介入して、母から子が個として分離独立し、自我を形成することがうながされる。そのように成立した個人が、法や契約の概念を媒介として形成していくのが社会であるという考え方である。多くの西欧発の精神療法の理論は、この枠組みを基本にできているものが多い。

しかし、日本の精神科臨床で、そのような精神療法の理論をあまり生真面目に導入しようとすると、好ましくない展開をすることが多いことが経験的には知られていた。特に、「親子・集団からの依存を乗り越えて自立を果たさねばならない」という課題が抽出された臨床場面での展開については、今でも、葛藤的な状況が出現しやすいように思う。

臨床場面で経験したことの類推から、日本では次のような精神性的発達の経路が優勢なのではないかと考えた。「個人の自立」という課題に時間をかけて取り組むことは許されず、未分化な強い情緒的な一体感を残しながら、強引に社会的な役割や立場を押しつけられる／引き受けることを通じて社会への参入を果たす。そのため、こころの中に、高度に発達した社会的な役割に同一化している自己と、未分化な慣れ親しんだ対象と一体化したままの幼児的な自己の分裂が生じてしまい、社会的な役割自己が機能しなくなった場面で、内面の脆弱性が露呈するようなパーソナリティーが成立することが、日本社会では珍しくないのだろうと考えていた。

つまり、母子一体感が、エディプス葛藤のような第三者との対立を十分に経験しないままに、学校や会社などの組織への一体感へと横滑りし、さらに日本という国家への一体感に横滑りしていくという解釈になる。社会的な立場が変わる度に、役割に同一化した部分の自己は発達していくが、隠された全体への誇大的な一体感は保存されているのがメランコリー親和型であり、近代化後の日本社会によく適応した人物のパーソナリティー構造であると考えた。そして、根底にある一体感を美化・理想化し、それが問題を生じるほどに高じた場合の病理性を「日本的ナルシシズム」と呼んだ。

その上で、原子力発電についての「安全神話」が何であったのかを考察すると、メランコリー親和型の高度に発達した役割自己の背後にある、幼児的な「日本社会への未分化な一体感」の産物であったと解釈できる。そうすると、表面的には成熟しているかのように見えるメランコリー親和型の根底にある脆弱性が露呈する出来事として、原子力発電所の事故を理解することができる。私は２０１１年の事故後の対応のドタバタを、メランコリー親和型が、分化した役割自己では対処できなくなり、根底にある幼児的な自己を露出させながら未経験の出来事に対応せざるをえなくなった経過であると感じながら、事態の推移を見守っていた。

ディスチミア親和型についての考察と反原発運動への違和感

メランコリー親和型の考察を通じて得られた「日本的ナルシシズム」の病理性に介入しようとする場合に、陥りやすい間違いが一つある。

表面にあるよく発達した役割自己が機能している場合に、根底にある幼児的な一体感の問題は隠されている。そして、その一体感は文化的に美化・理想化されている。

ここに無造作にアプローチしてしまうと、「社会的な機能が果たせない苦しい状況に着目して（粗探しをして）」「母親などの家族や所属する組織、国家への愛着を否定する」かのような言動に陥りやすい。この介入は、注意深く行わなければほとんど反社会的な色彩を帯びてしまうし、個人に対して行われた場合には、その相手を危険な水準にまで追い込んでしまう可能性がある。

ここで、日本のうつ病臨床の場面で樽味伸が報告した「ディスチミア親和型」という類型を参照する。私の理解では、ディスチミア親和型は、根底に全体との漠然とした一体感（甘えとも呼べると考えます）を抱いている点では、メランコリー親和型と一致している。しかし、社会的な役割を引き受けることについては徹底的に回避し、冷笑的な態度を維持している。つまり、社会と社会が与える役割は、意識の表層に近い所では、徹底的に脱価値化されて見下されている。

おそらく、ディスチミア親和型は、メランコリー親和型とそのパーソナリティーが主力となってつくっている社会の欺瞞性に気がついている。その病理性に気がついているからこそ、そこに深くかかわることを避けている。しかし、それを回避して社会からひきこもるような方法では、精神的な孤高を保てるようではあっても、かえって実生活上では周囲への依存度を高める結果になる。そうすると、日本的ナルシシズムの問題は解決されずに、逆に複雑化する。

飯田眞の議論を引き継いで、内海健がメランコリー親和型の発達論を呈示した。これは、6段階からなっている。①依存欲求の強い個体とその依存の挫折、②幻想的な一体化願望の形成、③強迫的防衛の発動、④権威の内面化、⑤強迫機制の性格防衛としての発展・勤勉の論理の発動、⑥一定の社会的成功と権威への依存である。そして、私は②の日本社会への幻想的な一体感（日本的ナルシシズム）がパーソナリティーの根底にあることについては、メランコリー親和型でもディスチミア親和型でも一致していると考える。これについての本質的な乗り越えの作業は、①の水準の依存の問題に取り組み、そこからの成熟した自我を確立させることによってこそ、果たされる。

しかし、東日本大震災以降も、日本の思考の場面で現れていることの多くが、①の段階にまで踏み込むことを回避したまま、②以下の水準で表面的に問題を糊塗しようとするものに留まっている。よく指摘される「絆」の強調は、まさに②の段階のものだが、短期的な効果は大きいものの、長期的には①の段階で明らかになるはずの個人ごとの差異という問題を見えにくくさせている。

樽味が報告したディスチミア親和型の基本形は、①・②の段階で停止し、社会への回避とひきこもりを示すものである。しかし、「日本社会は間違った悪い存在である」という空想にもとづいて、それに対して幻想的に一致してしまう（その場合には、悪い日本によって抵抗できないままに搾取されている・健康被害を与えられている自己イメージが優勢になる）精神状態が想定される。そして、このような内的空想を共有するパーソナリティーの持ち主が一定の社会集団を構成することがありえる。

私が被災地に来て感じているのは、反原発運動の一部は、このような精神性の上に展開されているということである。メラニー・クラインの理論を援用すると、このように理想化された幻想的な一体感は、根底にある幼児的な分裂妄想体制における迫害的な不安や、抑うつ不安を防衛するためのものである。したがって、このようなパーソナリティーの持ち主は、一体感を損なうような外的な現実に対して、原始的な攻撃性を発揮しやすい。

原発推進の立場であっても、逆の反対の立場であっても、それが②の水準の「幻想的な一体化願望」によって支えられている場合には、他の陣営への攻撃的な言動に終始しやすく、そこから生産的な内容を期待することは難しい。無意識的に、同一化できない他者や現実を排除することが目的となってしまう。

これからのこと

南相馬市に移住してから、ある時期に地元の人々との関係がとても難しくなったと感じたことがあった。良くも悪くも震災後の状況というのは、日常生活の枠組みが崩れているので、普段は潜在的な病理性が可視化される。そのような時に、私のような外から来た人間は、「日本や地域の古くからの弱点を乗り越えて、新しい良いものを達成する好機である」というようにとらえやすい。しかし、地元の人にとっては、こんな扱いを受けることはたまらない訳である。うっかりすると、「震災で弱っている所につけこんで外の人が入り込んできて、勝手なことをしている」と体験され、防衛的な反応を引き起こしてしまう。実際に、震災後に活躍したボランティアなどの人々が、地元からの強い批判を受けるような時期もあった。

しかし、震災前からの地方の問題、高齢化であるとか、若者の都会への流出とか、産業の空洞化といった問題とかかわらずに、地域全体の問題を考えることはできない。震災の問題だけを、②の水準で扱おうとするならば、ひたすら中央に賠償を要求するような依存性を助長してしまう危険性すらある。

個別の精神科臨床における症例とのかかわりでも、震災後に精神科病院への受診や入院を必要とした場合には、震災の影響が、震災前から存在した要因と複雑に重なって深刻化したものがほとんどだった。たとえば、アルコール依存症の場合ならば、新規に震災後に発症したものはほとんどない。元来アルコール依存の傾向があり、それが中断できていたのが、震災後の状況で再発したものなのだ。

被災地におけるこれからの取り組みで必要なのは、震災後の状況を勘案しつつ、元来から地域に存在していた問題からも目をそらさないことである。先に引用した内海によるメランコリー親和型の発達論における①の水準の乗り越えを目指して、それを実行することである。震災直後に行われた多くの働きかけは、それを②の水準で行おうとする面があった。それは反応として、地域の伝統を強調した別の形での一体感との対立図式をつくってしまう傾向が生じた。

精神療法的態度を生きる時に実感することは、自分の中の未解決な問題を解決できないままでは、他者の問題に取り組めないということである。私が東京を飛び出して南相馬に来て、「日本的ナルシシズム」などと論じている時に、私自身が日本社会との漠然とした一体感の中に生きながら、メランコリー親和型的な態度とディスチミア親和型的な態度のあいだを揺れ動き、社会の中で自分がどういう立場を選択するのかという点で、回避的な姿勢を続けていたといえるだろう。

そのことに気づいて私は、南相馬市で精神科のクリニックを開業することを決断した。これからは、私自身が①の水準の乗り越えを目指しながら、地域の問題とかかわっていこうと考えている。

むすびに

まずは、決して読みやすいといえず、また時代の流行にも全く乗っていない本書を、ここまで読んでくださった読者の皆様に、こころからのお礼を申し上げたい。

ここまで書いてきて改めて、精神分析家であり、日本における力動的な集団精神療法のリーダーであり、私が川越の病院に勤めた時に院長として薫陶を与えてくださった方の、影響の大きさを感じている。

川越の病院でこんなことがあった。ある入院患者が病院外に抜け出し、近所の小学校の近くで上半身裸になって大問題となった。学校の父兄たちの緊張・戸惑い・反発が感じられるなかで、院長がみんなの前で話をしたのだが、その冒頭は自由連想を行ってその内容を言葉にすることから始まった。「自由連想」とはフロイトが創始した精神分析を実践する鍵となる手法で、こころに思い浮かぶ内容を抵抗なくそのままに言葉にすることだ。最も配慮された意図的な発言が求められるべき場所で、最も無防備な、そしてビオンという精神分析家が言うところの「欲望なく、記憶なく、理解なく」話し始めた姿を、強烈な印象とともに覚えている。

意識的で理性的に統制されている部分に働きかけるだけでは、人間は変わらない。退行した無意識的な場面が安心して外に表現され、それが展開するなかでの人と人との相互作用が起きることこそが、人の癒しや回復につながる。そのためには、自由連想のような退行した姿を、治療者の側が行っていることを示す必要もある。

院長は、あらゆる境界を、特に「職員／患者」という区別を崩そうとした。私は、それを医者と患者の一対一の関係だけではなく、病棟全体、病院全体という規模で実践することで、全く変化がなく閉鎖病棟のなかに停滞していたように見えた患者さんにも、治療的な変化が現れうることを体験した。そして、その実践に心酔した。この経験が、私が福島県に移住して活動する原動力になった。

ここで「そのような実践は危険ではないのか」という疑問が生じる。当然だ。私もそう考えた。しかし、その疑問には明確に答えられなかった。精神科病院における管理が、多くの批判を受けるべきものであることは間違いない。しかし、そうだからといって、それによって維持されている安全さ・清潔さ・効率性などを代替案の準備がないままに放棄することは、無制限に行うべきことではない。私には「自由連想的なもの」と「管理的なもの」の統合をいかに行うかがもっとも重要な課題に思われたのに、その疑問は顧みられなかった。

途中からは「利用されたのではないか」と被害的に考えるようになった。院長は旧来の精神科病院のヒエラルキーが優勢な時にはそのことを批判し、私のことも「もっと怒れ」と煽っていた。しかし、院長の理念が病院内で優勢になると、自分に近い立場の人を優遇し、そうではない人を攻撃することで別の上下関係をつくり出し、影響力を維持しようとしているように感じられた。それは、真の「民主主義的なコミュニティを創り出す」という理念に反しているように思われた。例えば、本書の第1部におさめた文章は、他の20人くらいの著者の原稿と合わせて、日本における精神科病院での集団精神療法の実践の記録として、十年程前には出版される予定のものであった。しかしそれは、明確な説明が全体に対して行われることがないまま、頓挫した。それに対して私が抱いた怒りは、私の個人的な病理の現れと解釈された。徐々に私と院長との関係は、葛藤的になっていった。この私の思いは、本書における「一部の反原発運動」や「日本的リベラル」への反感のなかに投影されてしまっているかもしれない。

川越での勤務期間の前半、私は小天皇に使える従者のように幸せだった。そして、それなりの実績をつくれたと思った瞬間に傲慢になり、自分より年長の院長の弟子を手厳しく批判した。私は病院全体の改革を進めたいという熱心さからそれを行ったのだが、それに対して院長は、「それは君のナルシシズムだよ」と解釈した。

いか」と。私はその解釈が受け入れられず、反発した。「院長だってそうではないか」「日本社会の多くの人がそうではないか」と。

この院長から私に与えられた解釈を追求した結果たどり着いたのが、「日本的ナルシシズム」である。ここまで書いてくれれば明確なように、「日本的ナルシシズム」は、私の病理だった。私は母子家庭で生まれ育った人間で、父がどういうものか、体験的には全く理解できていなかった。それなのに、二十代で「医師」という、父的にふるまう機会の多い仕事に就いてしまい、困ることが本当に多かった。それによって生じた暗い情念を表現する場も、ましてはそれを受け止めてくれる場もなかった。そのような場を与えてくれたのが、院長だった。

子が父に向ける愛憎。ようやく最近になって理解することができた。「これはエディプス葛藤なのだ」と。フロイトが提唱した、子どもが父を殺し、母と交わりたいと願うような欲望をもつという指摘。私は確かに、院長に明確な憎悪 hate を抱くようになったし、院長を超えて院長の下に集った人々に影響力を発揮したいと望んだ。父は当然それを、禁止するだろう。

院長は精神分析の原則を守り、私に現実的な報酬を与えることなく、適切な解釈を与えた。それによって私は、母子関係類似のズルズルベッタリの関係性に埋没するナルシシズムの世界から、発達的にはより先の、エディプス葛藤の世界に進むことができた。以前には無批判に院長の言動を受け入れてしまった時期があり、次には全否定した時期があったが、現在は自分なりの基準で院長の是とするべき点、非とするべき点を判断できている。

その上で今は、良き解釈を与えてくれた院長に、こころから感謝している。

文献一覧

K・アブラハム（1924、下坂幸三訳、1993）心的障害の精神分析に基づくリビドー発達史試論．アーブラハム論文集―抑うつ・強迫・去勢の精神分析．岩崎学術出版社．

R・ベネディクト（長谷川松治訳、2005）菊と刀．講談社．

W・R・ビオン（1962、中川慎一郎訳、松木邦裕監訳、2007）考えることに関する理論．再考：精神病の精神分析論．金剛出版．

W・R・ビオン（1968）*Experiences in Groups: and Other Papers*. Routledge.

太宰治（1952）人間失格．新潮社．

土居健郎（1966）うつ病の精神力学．精神医学、8：978-981
土居健郎（1997）聖書と甘え．PHP研究所．

S・フロイト（1916）Trauer und Melancholie. G. W. X.（伊藤正博訳（2010）喪とメランコリー．フロイト全集14．岩波書店．）

藤田省三（1996）戦後精神の経験―藤田省三小論集．影書房．

藤田省三（飯田泰三・宮村治雄編、1996）「新編」天皇制国家の支配原理．影書房．

福島県南相馬市（2012）改訂版南相馬市高齢者総合計画．

福島県南相馬市健康福祉部（2013）災害復興推進本部会議（3月5日）

E・フッサール（1995、細谷恒夫、木田元訳）ヨーロッパ諸学の危機と超越論的現象学．中公文庫．

J・L・ハーマン（中井久夫訳、1999）心的外傷と回復．みすず書房．

埴谷雄高（2003）死霊Ⅲ．講談社．

林智裕（2018）防護服を着た子供像『サン・チャイルド』は、なぜ福島で炎上したのか．講談社現代ビジネス．https://gendai.ismedia.jp/articles/-/57167
R・D・ヒンシェルウッド（福本修他訳、1999）クリニカル・クライン．誠信書房．

堀有伸（2002）精神医学における諸知識と自然科学との関係についての考察．精神神経学雑誌，104：595-603
堀有伸（2011）うつ病と日本的ナルシシズムについて．臨床精神病理，32：95-117
堀有伸（2012）現代うつの語りを聞くこと．ナラティブとケア，3：14-21
堀有伸（2016）日本的ナルシシズムの罪．新潮社．
井口博登（2005）日本におけるグローバリゼーションの進行とメランコリー親和型．臨床精神医学，34：681-686
飯田眞（1981）躁うつ病の状況論再説．臨床精神医学7：1035-1046
飯田眞・大橋正和・横山知行ほか（1997）双生児研究からみた躁うつ病の発症モデル．Pharma Med, 15：27-34
今村仁司（1992）排除の構造力の一般経済序説．ちくま学芸文庫．
岩井克人（1998）貨幣論．筑摩書房．
開沼博（2011）「フクシマ」論―原子力ムラはなぜ生まれたのか．青土社．
加藤典洋（1999）日本の無思想．平凡社．
加藤周一（1999）日本文学史序説上・下．筑摩書房．
川島武宣（1967）日本人の法意識．岩波書店．
木村敏（1972）人と人との間―精神病理学的日本論．弘文堂．
北山修（1993）北山修著作集日本語臨床の深層1　見るなの禁止．岩崎学術出版社．
M・クライン（1935，安岡誉訳，1983）躁うつ状態の心因論に関する寄与．（西園昌久，牛島定信編）メラニー・クライン著作集3　愛，罪そして償い．誠信書房．
H・コフート（1971，水野信義，笠原嘉監訳，1994）自己の分析．みすず書房．
E・レヴィナス（熊野純彦訳，2005）全体性と無限上・下．岩波書店．

丸山真男（１９６１）日本の思想．岩波書店．

松木邦裕（２００９）精神分析体験：ビオンの宇宙―対象関係論を学ぶ立志編．岩崎学術出版社．

村重直子（２０１０）さらば厚労省．講談社．

中根千枝（１９６７）タテ社会の人間関係単一社会の理論．講談社．

ＮＨＫＥＴＶ特集取材班（２０１３）原発メルトダウンへの道―原子力政策研究会１００時間の証言．新潮社．

ＮＨＫハートネットＴＶ（２０１４）頑張るよりしょうがねぇ―南相馬市・瀬戸際の介護現場で．シリーズ被災地の福祉はいま（3月4日放送）

日本経済新聞（２０１４）福島の震災関連死、直接死超す避難長期化で１６５６人．（2月20日記事）

野口悠紀雄（１９９５）１９４０年体制―さらば戦時経済．

Nomura, S., Gilmour, S., Tsubokura, M. et al.（２０１３）Mortality Risk Amongst Nursing Home Residents Evacuated after the Fukushima Nuclear Accident : A Retrospective Cohort Study. *PLoS ONE* 8(3): e60192.

及川友好（２０１３）福島第一原子力発電所事故による地域社会と医療への影響．保健医療科学、６２：１７２‐１８１
佐藤栄佐久（２０１１）福島原発の真実．平凡社．

佐藤俊樹（１９９３）近代・組織・資本主義―日本と西欧における近代の地平．ミネルヴァ書房．

澤野豊明（２０１６）除染作業員の健康問題．http://medg.jp/mt/?p=6518
Ｈ・スィーガル（岩崎徹也訳、２０００）メラニー・クライン入門．岩崎学術出版．

Ｊ・シュタイナー（衣笠隆幸訳、１９９７）こころの退避―精神病・神経症・境界例患者の病理的組織化．岩崎学術出版．

鈴木真奈美（２０１４）日本はなぜ原発を輸出するのか．平凡社．

高橋哲哉（２００５）戦後責任論．講談社．

高橋哲哉（２００５）靖国問題．筑摩書房．

高石浩一（１９９７）母を支える娘たち―ナルシシズムとマゾヒズムの対象支配．日本評論社．

樽味伸（2005）現代社会が生む〝ディスチミア親和型〟．臨床精神医学、34：687‐694
樽味伸（2006）臨床の記述と「義」―樽味伸論文集．星和書店．
樽味伸、神庭重信（2005）うつ病の社会文化的試論―とくにディスチミア親和型について．日本社会精神医学会雑誌、13（3）：129‐136
H・テレンバッハ（木村敏訳、1985）メランコリー．みすず書房．
東京電力福島原子力発電所事故調査委員会報告書 http://warp.da.ndl.go.jp/info:ndljp/pid/3856371/naiic.go.jp/index.html
内田樹（2009）日本辺境論．新潮社．
内海健（2008）うつ病の心理―失われた悲しみの場に．誠信書房．
和田明、國井泰人、松本純弥ほか（2011）原子力発電所事故後の福島県における精神科新入院の状況．臨床精神医学、40：380‐384
和辻哲郎（1935）風土―人間学的考察．岩波書店．
S・フロイトの諸著作と解説書
M・クラインの諸著作

著者紹介

堀　有伸（ほり ありのぶ）

ほりメンタルクリニック院長，精神科医。

1972 年東京都台東区生まれ。私立麻布高等学校，東京大学医学部医学科を卒業。14 歳の時にプロテスタントの教会で洗礼を受けたが，20 代前半で無宗教の人間として生きていくことを選択した。東京大学医学部附属病院分院神経科で研修医となり，現象学や精神分析学を踏まえた精神病理学を学んだ。その後は東京都や埼玉県の精神科医療機関に勤務。2011 年の東日本大震災・東京電力福島第一原子力発電所事故に衝撃を受け，2012 年から福島県南相馬市で暮らす。2016 年に同市でほりメンタルクリニックを開業。著書に『日本的ナルシシズムの罪』（新潮新書）がある。

荒野（こうや）の精神医学（せいしんいがく）

福島原発事故と日本的ナルシシズム

2019 年 3 月 5 日　初版発行

著　者　堀（ほり）　有伸（ありのぶ）

発行人　山内俊介

発行所　遠見書房

〒 181-0002　東京都三鷹市牟礼 6-24-12

三鷹ナショナルコート 004 号

TEL 050-3735-8185　FAX 050-3488-3894

tomi@tomishobo.com　http://tomishobo.com

郵便振替　00120-4-585728

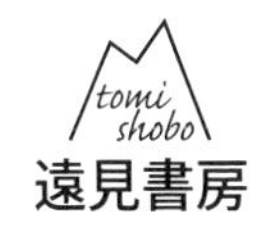

印刷　太平印刷社・製本　井上製本所

ISBN978-4-86616-083-2　C3011

©Hori Arinobu, 2019

Printed in Japan

※心と社会の学術出版　遠見書房の本※

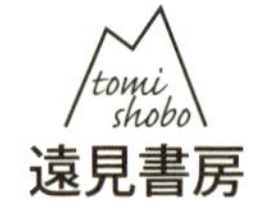

遠見書房

フクシマの医療人類学
原発事故・支援のフィールドワーク
辻内琢也・増田和高編著
福島第一原子力発電所の事故によって，避難と転居を余儀なくされた人々。本書は，彼らへの支援とフィールドワークを続ける医師で医療人類学者 辻内琢也らによる記録。2,600 円，四六並

治療者としてのあり方をめぐって
土居健郎が語る心の臨床家像
土居健郎・小倉　清著
土居健郎と，その弟子であり児童精神医学の大家 小倉による魅力に満ちた対談集。精神医学が生きる道はどこなのか？〈遠見こころライブラリー〉のために復刊。2,000 円，四六並

対象関係論の源流
フェアベーン主要論文集
W･R･D･フェアベーン著
相田信男監修／栗原和彦編訳
「対象関係論」という言葉を初めて用い，フロイト以後の精神分析学の理論的な整備と発展に大きく寄与した独創的な臨床家の主要論文集。5,000 円，A5 並

緊急支援のアウトリーチ
現場で求められる心理的支援の理論と実践
小澤康司・中垣真通・小俣和義編
今，対人援助の中で大きなキーワード「アウトリーチ」を現場の感覚から理論と技術をボトムアップした渾身の 1 冊。個人を揺るがす事件から大規模災害まで援助職は何をすべきか？　3,400 円，A5 並

公認心理師の基礎と実践　全 23 巻
野島一彦・繁桝算男 監修
公認心理師養成カリキュラム 23 単位のコンセプトを醸成したテキスト・シリーズ。本邦心理学界の最高の研究者・実践家が執筆。①公認心理師の職責～㉓関係行政論 まで心理職に必須の知識が身に着く。各 2,000 円～ 2,800 円，A5 並

精神看護のナラティヴとその思想
臨床での語りをどう受け止め，実践と研究にどうつなげるのか
（帝京大学医療技術学部教授）松澤和正著
さまざまな感情に押しつぶされそうになりながらも患者と向き合う。そんな世界を歩み続けてきた著者の精神看護をめぐる 1 冊。2,200 円，四六並

医療におけるナラティブとエビデンス
対立から調和へ［改訂版］
斎藤清二著
ナラティブ・ベイスト・メディスンとエビデンス・ベイスト・メディスンを実際にどう両立させるのか。次の時代の臨床のために両者を統合した新しい臨床能力を具体的に提案する。2,400 円，四六並

心理学者に聞く
みんなが笑顔になる認知症の話
正しい知識から予防・対応まで
竹田伸也 著
本人・家族・支援者のために書かれた高齢者臨床を実践し介護にも関わる心理学者ならではの，予防と対応のヒント集です。1,400 円，四六並

なんでもやってみようと生きてきた
ダウン症がある僕が伝えたいこと
（ダウン症当事者）南正一郎著
南正一郎，46 歳。小中学校は普通学級に通い，高校は養護学校を卒業。中学時代から始めた空手は黒帯で，子どもたちへの指導も行う。ダウン症をもつ，フツーの青年の半生記。1,500 円，四六並

N: ナラティヴとケア
人と人とのかかわりと臨床・研究を考える雑誌。第 10 号：医療人類学─いのちをめぐる冒険（江口重幸編）年 1 刊行，1,800 円

価格は税抜です